JN065926

がんばらない仕組み

A SYSTEM TO PREVENT YOU FROM WORKING HARD

あなたの人生を〝快適化〟する

下園壮太
Souta Shimozono

三笠書房

「頑張ること」に
疲れてしまった
あなたへ――

「がんばらない」ための技術を、
お教えします。

はじめに

みなさんは日々、仕事や自己研鑽、家事、子育て、プライベートの充実など、さまざまなことを頑張っていることと思います。

でも本音をいえば、「ちょっと疲れている」のではありませんか？

あるいは疲れがたまって、「頑張りがきかない」ようになっていませんか？


だったら、堂々と休みましょう。


あなたの感じている〝ちょっと〟の疲労感は、やがて蓄積され、あなたのパフォーマンスを大きく低下させたり、体調不良となって現れます。

そうした状況を防ぐためにも、「頑張りすぎず、休む」ということは非常に重要で、正しい選択なのです。

「そんなに頑張らなくていいよ」

「何ごともほどほどでいい」

「君は君らしくいればいいんだよ」


実際、昨今の世の中はこうした言葉で満ち溢《あふ》れており、疲れを感じている人のなかには、「そのとおりだ。頑張らなくていいんだ」とうなずく人も多いでしょう。

しかしここで問題なのは、多くの場合、

「頭ではわかっていても、頑張るのをやめられない」

ということです。


私たちは子どものころから「頑張ること」を大切な価値観として教え込まれ、大抵のことを「諦めず、努力し続ける」というやり方によって乗り越えてきました。

それゆえ、先に挙げたような言葉を聞くと、これまでの自分の努力が否定された気分になったり、どうすればいいのかわからなくなってしまうのです。こうした「がんばらない」ことへの抵抗感は、簡単に拭い去れるものではありません。

では、一体私たちはどうすればいいのでしょうか。

結論を先にいえば、

「がんばらないこと自体を〝仕組み化〟する」

これしか、方法はありません。

「仕組み化」について詳しく説明する前に、私の経歴について少しここでお話しさせてください。

私は陸上自衛隊衛生学校初の心理教官として、自衛隊の衛生隊員（医師や看護師、救急救命士）や現場の隊員などに対してメンタルケア、惨事ストレスのコントロールについての指導などを約二〇年にわたって行なってきました。

退官した現在は、NPO法人メンタルレスキュー協会の理事長を務める傍《かたわ》ら、講演や研修会、著作活動などを通じて独自のカウンセリング技術の普及に努めています。


自衛隊と聞くと、みなさんはおそらく「メンタルが強い人たち」をイメージするのではないでしょうか。実際、自然災害や大事故、場合によっては戦争という悲惨な現場に派遣される自衛隊員は、メンタルがタフでないとなかなか厳しいものがあります。

また使命感に燃え、日々鍛錬をかさねている彼らは、ある意味で「頑張ることが大好きな人たち」ともいえるでしょう。


とはいえ、いくら自衛隊の人間であっても、過酷な環境下において頑張り続けることには限界があります。事実、日々のストレスが蓄積された結果、体調を大きく崩したり、「うつ」のような症状になってしまう隊員も少なくありません。

ですから私は、自衛隊の心理教官として、隊員たちを「いかにがんばらせないか」

ということに注力してきました。

そのなかで、とりわけ効果を発揮したのが先ほど申し上げた「仕組み化」なのです。

頭で「頑張るのをやめよう」と考えるより先に、少しでも心身の不調を感じたら自動的に思考・行動が〝がんばらないモード〟に切り替わる仕組みをつくっておく。

それによって、〝ムリ〟をすることがなくなり、結果的に継続して高いパフォーマンスを発揮できるようになるのです。

そしてこの仕組み化は、コツさえ理解すれば、誰でも行なうことができます。

「がんばらない」ことは、〝精神論〟ではなく〝技術〟なのです。

ただ誤解してほしくないのですが、私が本書で伝えたいことは、なにも「頑張ることへの否定」ではありません。

人生をより快適に過ごすためにも、「頑張る」と「がんばらない」をうまくギアチェンジする術《すべ》を覚えること。「がんばらない仕組み」をつくることによって、その〝バランス感覚〟を取り戻すことが大切なのです。

本書では、「つい頑張りすぎてしまう」人間のメカニズムを知ることを出発点に、どう心身のケアをしていけばいいのか、どんなふうにすれば頑張りすぎを抑制できるのかについて解説しています。

さらに**「がんばらない仕組み」はビジネスのみならず、人間関係やプライベートライフにおいても効果のあるもの。**3章ではこれら三つの場面別に、今日からでも実践できる「がんばらない仕組み」を紹介しています。

もちろんこの本も、頑張って読む必要はありません。

お茶でも飲みながら、気が向いたときに、少しずつ読んでいただければ幸いです。

みなさんが「がんばらない仕組み」を上手に活用し、頑張りすぎてムダに疲れたり心身の健康を損ねたりすることなく、人生を快適化できることを心より祈っています。

下園壮太

目次 CONTENTS

第1章

「がんばらない」ことを、頑張ってはいけません

――まず、このことをしっかり自覚する

第2章

「体を整える」ことから、すべては始まる

――とにかく大事なのは、「エネルギー」

第3章

「がんばらない仕組み」を、実践してみる

——できそうなことだけ、やればいい

「仕事」の仕組み化

「人間関係」の仕組み化

編集協力／千葉潤子
本文ＤＴＰ／株式会社Ｓｕｎ Ｆｕｅｒｚａ

第1章

「がんばらない」ことを、頑張ってはいけません

――まず、このことをしっかり自覚する

A SYSTEM TO PREVENT YOU FROM WORKING HARD

なぜあなたは、「頑張ること」をやめられないのか

日本人は大変な「頑張り屋さん」です。

仕事、人間関係、勉強……。

この本を読んでいるあなたも、きっと毎日何かを一生懸命頑張っていることでしょう。

私たち日本人にとって、

「目標に向かって努力し、諦めず、全力を尽くす」

というスタイルは、ある種の〝美徳〟であり、同時に〝強迫観念〟のようなもので

もあります。

もしくは、頑張ることが「クセになっている」といいかえることもできるでしょう。
そしてこのことは、年齢をかさねても変わることがありません。

子どものころは、勉強や部活を頑張る。
社会人になったら、一日も早く一人前になれるよう仕事を頑張る。
三〇代前後くらいからは、婚活を頑張る。
中高年になったら、昇進のためにまた仕事を頑張る。
高齢期に入ったら、健康のために趣味や地域活動を頑張る。

どうして日本人は、そんなふうにいつもいつも、頑張り続けてしまうのか。
「がんばらない仕組み」について説明する前に、まずはそこから考えていきましょう。

日本人が受け継いできた〝頑張り精神〟

私たち日本人が〝勤勉さ〟を手に入れた歴史は、縄文時代の終わりごろにまでさかのぼります。縄文の昔から数千年にわたって、日本人は農耕社会に生き、稲作文化を形成してきました。

野菜・果物・米……。

農耕社会において、こうした作物を収穫するには、とにかく時間がかかります。

ただその代わり、**長期的に「頑張り続ける」ことによって、安定して大量の食糧を確保することができる**というメリットがありました。

まさに〝努力〟や〝継続〟に重きを置いていたのです。

そして、こうした〝農業気質〟ともいうべき精神性は、現代の私たちにも脈々と受け継がれてきました。

すなわち、

「頑張り続けた先にいいことがある」

という考え方が、日本人の根幹にはあるのです。

こうした発想は、

「猟に出て、今日頑張れば、今日獲物が捕れる」

と考える〝狩猟民族〟の精神性とは大きく異なります。

そのため私たちは、「頑張っても、思うような結果が出ない」といったときに、

「諦めて、別のことにチャレンジする」

「ひと休みして、仕切り直す」

などといった発想を持つことが、なかなかできないというわけです。

こんな〝烙印〟を押される
ことへの恐れ

また、農業にたずさわる人たちは、**「周囲によく思われる」**ことを重視します。

なぜなら、農作業はみんなで力を合わせ、互いに助け合いながら進めていく必要があるからです。

もし「今日は暑くて、かったるいから、休むよ」なんていおうものなら、たちまち周囲からバッシングを受けます。


「ふざけるな、この怠け者が！」

「暑いぐらいで簡単に音《ね》を上げるな。ガマンしろよ」

「仲間の信頼を裏切る気か！」

など、罵詈雑言《ばりぞうごん》が降ってきたり、説教めいた言葉を浴びせられたりします。

「がんばらないヤツは、自動的に〝ダメ人間〟の烙印を押される」

ということを、イヤというほど思い知らされるのです。

こうして日本人のDNAに組み込まれた「頑張る系システム」は、ちょっとやそっとのことでは揺らぎません。

だから私たちは、現代になっても「頑張ることをやめられないでいる」のです。

「理屈」でわかっていても、「感情」がそれを拒否する

そんな日本人だって、いまはもう薄々気づいています。

「どんなに頑張っても、うまくいくとは限らない」

ということに。

それでもやっぱり頑張ってしまうのは、**「無意味な頑張りかもしれない」と理屈で**

はわかっていても、感情でそれを理解することができないからです。

どういうことか順を追って説明していきましょう。

まず、人間の脳には、「論理コンピューター」と「感情コンピューター」という二つのコンピューターが存在しています。

前者は、筋道を立てて物事を考える際に使用されるコンピューターのこと。たとえば何かのプレゼンを聞いて、その理屈に「なるほど」と納得したり、「違うんじゃないの？」と反発したりするのは、このコンピューターの働きによるものです。

一方、後者は〝雰囲気〟、つまりイメージと感覚から物事をとらえる系統のコンピューターです。プレゼンの評価でいえば、内容の充実度や論理性などではなく、〝好き嫌い〟のような感情を判断材料とします。

ここでやっかいなのは、**「論理コンピューター」よりも「感情コンピューター」の**

ほうが、強固で変わりにくい性質を持っているという点です。

人間関係においても、「第一印象を変えるのは難しい」とよくいわれますよね。つまり、一度「嫌い」と認定したものを「好き」に変えることは、非常に困難なのです。

では、「頑張る・がんばらない」の問題に関してはどうでしょうか。

お察しのとおり、古来〝頑張る気質〟を身につけてきた私たちの脳は、**「頑張る＝良いこと」「がんばらない＝悪いこと」**と識別しており、その認識がそう簡単に揺らぐことはありません。

ですから、「頑張りすぎてはダメですよ」といわれると、理屈ではわかる。

でも感情がそれを拒絶するため、

「そのとおりだ。がんばらないようにしよう」

と行動に移すことができないのです。

「頑張る系システム」から、どう抜け出すか

まとめると、「頑張る・がんばらないは、理屈ではなく感情が決める行動」ということになります。

ようするに私たちは、

「とにかく、がんばらない人は嫌い」

という単なる〝好き嫌い〟で、自分にも他人にも頑張ることを強いているのです。

たとえば株で儲けたとか、宝くじに当たったなど、不労所得に恵まれた人に対して、「怠け者のくせに、許せないな」「いつかバチが当たるよ」といった感情を抱いた経験、みなさんにもありませんか。

宝くじで一〇〇万円を手に入れようと、働いて一〇〇万円の収入を得ようと、手段

が異なるだけで、どちらも正当に同じ額のお金を得ていることに変わりはありません。にもかかわらず、前者に悪い印象が生まれてしまうことこそ、まさに「頑張る・がんばらない」を「感情で判断している」証左といえるでしょう。

同じように私たちは、**「頑張り続けることのできない人」**のことも無意識のうちに嫌っています。

たとえば、入社してすぐに辞める人がいようものなら、

「つらいから、三カ月で辞める？　向いてないから、半年で転職する？　そんな人間は何をやったって、絶対に一人前になれないよ」

とまでいうのです。

また、自分が頑張れなかった場合においても、

「こんなこともできないなんて、自分はダメな人間だ……」

とすぐに自己嫌悪に陥ってしまう日本人は少なくありません。

逆に私たちが大好きなのは、いうなれば**〝石の上にも三年思考〟**です。

鰻《うなぎ》職人の「串打ち三年、裂き八年、焼き一生」なんかは、まさにその象徴。

「何があろうと辛抱して、コツコツ頑張っていれば、必ず成功する」というストーリーに、私たちはどうしても感情移入してしまうのです。


こうした精神文化が醸成されている環境下において、私たちが〝怠け者〟になるのには、かなりの勇気が必要といえるでしょう。

とはいえ、**いまの自分に何か変化を起こそうと思うのであれば、まずは自分を「知る」ところから始めなければいけません。**

日本人であるみなさんには等しく、この「頑張る系システム」の下《もと》で行動してしまう傾向があるということ。

まずはこのことをしっかりと自覚することが、何より大切です。

「頑張りすぎる」ことのデメリットを知る

「何だか、頑張ることが悪いことみたいじゃないですか。どうして頑張っちゃいけないんですか?」

ここまでのところで、そう感じられた方もいらっしゃるかもしれません。

私が日々カウンセリングをしているクライアントのみなさんも、まずここに引っかかるようです。

もちろん「頑張ること」そのものは、悪いことではありません。

夢や目標に向かって、あるいはそうすることが好きでしょうがなくて、無我夢中で頑張る。
それなら気持ちは充実するし、むしろいいことといえます。
何より心身にエネルギーが満ちているのなら、大丈夫。
そのまま頑張り続けてください。

問題は、頑張るだけの余力がないにもかかわらず「頑張りすぎてしまう」ことです。
自分の思いや体の疲れを無視して、ひたすら「頑張る系システム」を稼働させてしまうと、心身の健康にとって好ましくない影響を及ぼすことになります。

そうならないために私たちは、まず頑張りすぎることの〝デメリット〟を知っておく必要があります。

「頑張りすぎ」が、「うつ状態」を引き起こす

頑張りすぎることのデメリットはさまざまありますが、一番大きいのは「うつ状態」を引き起こすということです。

「うつ」という言葉を聞くと、みなさんはどんな印象を抱くでしょうか。
「限られたごく一部の人が起こす症状」と思われている方もいるかもしれませんが、それはまったくの誤りです。

事実、**うつ病をはじめとする気分障害に苦しむ人は、年々増加の一途にあります。**
それはみなさんも肌で感じておられるでしょう。

周りに「うつっぽくなっている人」が一人や二人はいるかもしれませんし、あなた自身がその一人かもしれません。

このことは、実際にカウンセラーとして日々さまざまな患者さんと向き合っている私にとって、非常に強い実感と危機意識を抱いている問題でもあります。

近年うつは、非常に身近な、他人事ではない問題になってきているのです。

この原因はさまざまですが、一つあるのが、

「仕事であれ、人間関係であれ、多くの人が自分の望まない方向で頑張りすぎている」

ということだと私は考えています。

たとえば**「過重労働」**。

残業時間は法律で「月四五時間」が上限と定められているにもかかわらず、ゆうに一〇〇時間を超えているケースはいまも珍しくありません。

当然、そうした環境下で社員たちは疲労困憊《こんぱい》のはず。

それでも頑張り屋さんのジャパニーズ・ビジネスパーソンは、

「会社に迷惑をかけてはいけない」

「同僚の負担を増やしてはいけない」

「自分の評価を下げてはいけない」

など考え、頑張り続けてしまうのです。

あるいは**「パワハラ・セクハラ」**といった問題もあります。

上司から無理難題を押しつけられたり、「育ちが悪い」「性格が悪い」「頭が悪い」などと人格否定の暴言をぶつけられたり、異性から性的な関係を迫られたり、卑猥《ひわい》な言葉でからかわれたり……。

世の中には数多くのハラスメントが存在しています。

当然、拒絶するなり、異を唱えるなり、訴えるなりするべきです。

でも立場的に弱いために、

「上司の機嫌を損ねたら、仕事がうまくいかなくなる」

と、告発せずにガマンして、頑張り続けてしまうのです。

「がんばらない仕組み」をつくる第一歩

加えて、**「社内外の人間関係」**の問題も無視できません。

気の進まない飲み会に参加したり、興味のない遊びにつき合ったりするのは大変な苦痛です。

当然、断ってもかまいません。それなのに、

「つき合いが悪いと思われる」

「仲間はずれにされたくない」

という気持ちがあるから、ムリして頑張ってしまうのです。

いずれのケースも、どう考えたって必要のない頑張りですよね？

どんなに頑張ったところで、メリットなど何もありません。

それどころか、いずれ「うつ」という最悪の結果を招くかもしれないのです。


ですから、いまうつっぽい気分の人も、そうでない人も、

「頑張り続けることには、うつになるという大きなデメリットがある」

ことを、まずは肝に銘じてください。

それが、「がんばらない仕組み」をつくるための第一歩です。

半年で仕事を辞めた、新人看護師の話

そうはいっても、日本人の多くは、うつ状態になってもなお頑張り続けてしまう傾向があります。

それだけ「頑張る系システム」の存在が堅固《けんご》だ、ということです。

そのシステムのせいで柔軟な思考が奪われ、行動の選択肢が無意識のうちに「頑張ること」一択に絞られてしまいます。

そうなると、たとえ「頑張らなくてもいいんだよ」とアドバイスをしても、聞く耳を持ってもらえません。

たとえばある新人の女性看護師は、仕事を始めて半年もたたないうちに「もう辞めようと思うんです」と、私のところに相談にやってきました。

彼女の話は、以下のとおりです。

私と入れ替わりに、ベテランの方が辞めたこともあって、仕事がめちゃくちゃたくさんあるんです。新人の私にはとてもこなし切れなくて、先輩に相談したら、こういわれました。

「一年目はみんな、そう。私もオーバーワークだと悩んだものよ。でも二年目になって、ぐっとラクになったの。あなたはいまもちゃんとできてるし、大丈夫。この調子で頑張りなさい」

けれどもその先輩を見ていると、私の二倍くらいの仕事量をこなしているんです。私にはムリ。二年目になっても、とても状況が変わるとは思えません。

私は学生時代から「自分はメンタルが強い」と思っていましたし、家族からもそう思われていました。その私が、頑張れない。

そんな悔しさもあって、涙を流しながら、職場に通っています。

ここに至っては、もう仕事を辞める以外に、メンタルを健全に保つ方法はありません。頑張り続けると、心身に〝負債〟が生じます。体をこわしたり、看護師として働くことへの〝トラウマ〟が生じてしまったりするのです。

わずかでも〝心身の不調〟があるならば——

私は、彼女にこんなふうにアドバイスしました。

「せっかく看護師の資格を取ったのに、このままだと仕事をするのが怖くなって、復職が難しくなりますよ。

とりあえずいまの病院を辞めて、休みましょう。

ムリして頑張り続けて、何とか忙しさを乗り越えられたとしても、何のスキルも身につきません。

いまなら十分に出直せます。看護師という仕事自体は引く手あまたなんだから、少しくらい休んだって、仕事を失うこともないでしょう」

彼女は大きくうなずきながら私の話を聞いてくれましたが、すんなり納得したわけではありませんでした。

頭では「もう辞めたほうがいい」とわかっていても、今度は**「辞めたあとの不安」**がむくむくと湧いてきたのです。

「親身になって相談に乗ってくれた先輩に申し訳ない」

「私が辞めて、先輩方の負担がいっそう増えて迷惑をかけるのは忍びない」
「ここで挫折したら、自分はもうどこへ行っても、看護師として通用しないのではないか……」

といった具合に。

「もう辞めようと思う」といって相談にきたはずなのに、うつ状態が進めば進むほど、思考は「頑張り続ける」方向に向かうようでした。

このスパイラルにはまると、うつ症状はどんどん進んでしまいます。

それもこれも、自身のなかにある「頑張る系システム」のなせる業《わざ》といえるでしょう。

彼女のようなケースは、山ほどあります。

程度の差こそあれ、みなさんにもおそらく身に覚えがあるのではないでしょうか。

「疲れたなあ」

「忙しくてイヤになるなあ」

「会社、行きたくないなあ」


とふと感じる瞬間が。

わずかでも心身の不調があるようなら、

「このまま頑張り続けると、いつ、危険なうつ状態に入ってもおかしくない」

という視点から、自分自身をチェックすることが必要です。

「逃げる」ことは、合理的に正しい

うつ症状のたちの悪いところは、多くの場合 **「頑張りすぎ」が原因にもかかわらず、**

うつになることで「頑張り度合い」がさらに加速するということです。

つまり一度うつ状態になると、負のスパイラルにはまってしまい、簡単に抜け出すことができなくなるのです。

もちろん、そこから自力で脱出することも不可能ではないですが、それによって生じた「トラウマ」や「自己否定」からは、簡単には逃れられません。

うつになる最大の危険性は、こうした〝二次災害〟にこそ潜んでいるともいえます。

ですから、ある程度症状が進行してしまったら、被害が大きくなる前に「逃げる」ということが何よりも重要になります。先の新人看護師の話でいえば、「仕事を辞める」ことがこれに相当するといえるでしょう。

うつが引き起こすリスクを鑑《かんが》みれば、**「一刻も早く逃げる」という選択肢には、一定の合理性がある**ということです。

さらに、そうして〝頑張る熱〟をいっときクールダウンさせる機会を持つことができれば、自身の「頑張る系システム」が好ましくない方向で機能していたことに気づくことができます。

その経験値が、次なる「頑張りすぎ」を防いでくれることでしょう。

とにかくみなさんにお伝えしたいのは、

「逃げることは、けっして恥ではない」

ということ。

本書は、そうした状況に陥ることを未然に防ぐための本ですが、もしもそうした状況に自分や身近な人が陥ったときのためにも、このことだけは覚えておいてください。

「恵まれた環境」は、じつは危険

ここまでの話を読んで、

「自分はうつに追い込まれるようなブラック企業に勤めていないから、大丈夫」

と高を括っている人も、もしかしたらいるかもしれません。


しかし、「頑張りすぎ」という〝症状〟は、なにも心身の状態がマイナスに傾いているときにだけ〝発症する〟とは限りません。

どんなに頑張っても疲れないし、気持ちも上がる一方。

そういった**〝恵まれた環境〟にあっても、頑張りすぎてしまうことが多々ある**のです。


たとえば、スポーツにおいて、試合中にケガをしても〝アドレナリン〟の効果によって一時的に痛みを感じないことってありますよね。

それと同じで、人は「気持ちよく頑張れる」環境にいると、疲れをあまり感じなくなってしまいます。

そのことが、あなたの頑張りを制御するブレーキを取り払ってしまい、**「気がつい**

たら心身が疲れ切っていた」という状況を招いてしまうというわけです。

この五つのシチュエーションに要注意

その種の頑張りすぎを未然に防ぐためには、「つい頑張ってしまう」シチュエーションを事前に理解しておく必要があります。

ここでは、知らず知らずのうちに陥りがちな、五つのシチュエーションをご紹介しましょう。

①いい上司、いい仲間に恵まれているとき

部活でも職場でも、人間関係がうまくいっていると、人はそのコミュニティ内の活動に精力的に取り組むようになります。好きな仲間たちに囲まれているからこそ、無意識のうちにオーバーワークに陥ってしまうことは少なくありません。

②好きな仕事、得意な仕事に取り組んでいるとき

好きな仕事をしていて、気持ちの下がる人はいません。また得意な仕事だと、成果も上がるので、もっと頑張りたくなります。おのずと連勤をしたり、徹夜をしてしまったりする可能性が高まります。

③きつめの締め切りがあるとき

締め切りというのは、ある種「頑張りたくないものを〝無理やり〟頑張らせる」ための仕掛けです。宿題にしろ、仕事にしろ、多くの人は締め切りを目の前にすると「なんとかそこまでに終わらせなくては」と感じ、アクセルを踏みます。結果的に、多少ムリをしてでも「頑張って終わらせる」ことを選択してしまうのです。

④目標をあと少しでクリアできそうなとき

「あと○分」「あと○時間」「あと○日」頑張れば、目標をクリアできる。そういうときは「もう少し、もう少し」とつい頑張ってしまいます。こうした〝背伸び〟が必ずしも悪いわけではありませんが、想像以上に自分に負荷をかけていることを忘れてはいけません。

⑤自分に不安があるとき

「こんなレベルでは、評価してもらえない」「この程度の量だと、仕事が遅いと思われる」といった不安があると、頑張る以外の選択肢を取りにくくなります。不安を消し去るために、「ひたすら走り続ける」という選択を取ってしまうのです。

このように「頑張りやすい環境」が整っていると、人はつい頑張ってしまいます。もちろん、苦もなく頑張れるときに、頑張らない手はありません。

ただし、そういうときは疲れを感じにくい状態になっているので、ときどき立ち止まって、客観的に自己分析をする必要があります。

たとえば、

「残業時間が上限を大きくオーバーしてない？」

「睡眠時間を削ってない？」

「休日出勤が続いてない？」


というふうに、自分の働き方を数値化してチェックするといいでしょう。


「絶好調のときほど、頑張りすぎに走る黄信号」

ということを忘れないでくださいね。

あなたの「頑張り方」をアップデートする

さて、ここまで頑張りすぎることのデメリットと、そうした状況が引き起こされるケースについて解説してきました。

ここからは、どうやって既存の「頑張り方」をアップデートし、「がんばらない」方向へと舵を切っていけばいいのか、ということについて考えていきましょう。

「単に頑張りすぎないように意識すればいいんじゃないの?」

と思われるかもしれませんが、そんなに単純な話ではありません。

というのも、先に述べたとおり、私たちには二〇〇〇年以上受け継がれた「頑張る系システム」がいまだ根強く機能しており、すきあらば私たちを頑張る方向へ連れて行こうとするからです。

そして、なんといってもこの「頑張る系システム」の一番やっかいなところは、**「がんばらない」ことさえも頑張らせてしまう**ことにあります。

多くの人のカウンセリングを行なうなかで、私は幾度となく、

「あなた、相当疲れていますから、頑張りすぎないようにね」

「そうですね。わかりました。頑張りすぎないように頑張ります」

というような会話を繰り返しています。

そんなふうでは、いつまでたっても、頑張ることからくる緊張感を解きほぐすことはできません。

もはや「頑張りすぎてはいけません」というアドバイスは、有効性が高くないと

いってもいいくらいです。

では、どうすればいいのか。

その答えが、本書のタイトルでもある「がんばらない仕組み」を作動させることなのです。

元来、人間は「怠けたい」生き物でもある

じつは私たちのDNAには、「頑張る系」とは別に、真逆の「怠惰系」、つまり「がんばらない系」のシステムがすでに組み込まれています。

というのも、人類のルーツは等しく狩猟民族であり、私たち日本人も最初は狩猟民族だったからです。

農耕民族と狩猟民族の精神性の違いについては、この章のはじめで少し触れました

が、いま一度、「狩猟民族は、どうしてがんばらないのか」ということについて説明しておきましょう。

あたりまえですが、狩猟時代は、現代とは異なり食糧を得るのが非常に大変な時代でした。

狩りに出たところで獲物を見つけられる保証はありませんし、見つけたとしても、必ずしも仕留められるわけではなかったからです。

だからこそ狩猟民族は、獲物を見つけて、ここぞというときに最大限の力を出せるよう、有限で貴重なエネルギーをムダづかいするわけにはいきませんでした。

そういう食糧事情のなかで人類は、

「普段は怠けて、エネルギーを温存しておく」

ことに努めるようになったのです。

農耕時代に入って、一部の民族は怠けてばかりいるよりも、頑張ることで確実に実りが得られる方法を発見しました。

その最たる例が日本人であり、そこから現代に至るまで私たちは、「頑張る系システム」を稼働させ続ける方向にひたすら舵を切ってきました。


本来が怠け者だけに、日本人が〝頑張り屋さん〟の文化を醸成するまでには、相当きつい訓練を要したのではないかと推察されます。

現代人がなかなか〝怠け者〟になれないのと同じで、古代人は放っておくと怠ける方向に行ってしまう。だからある程度のトレーニングをしなければ、頑張り屋さんに軌道修正できなかったと思うのです。


ただ、そんな私たちも、太古から稼働させていた「がんばらない系システム」を完全に失ってしまったわけではありません。

「頑張る系システム」をはるか昔から受け継いできたように、**人類の共通項であった**

〝がんばらない気質〟も、まだ私たちのなかに残っているのです。

いまでこそ頑張り屋さん揃いの日本人も、じつはみんな、本当は頑張りたくない生き物であるということ。

このことが、現代社会を生きる私たちにとって、大きな希望の光になってくれます。

「仕組み化」が、あなたの人生を変える

以上のことを踏まえて、私が本書で提案したいのは、「頑張りすぎないように注意する」ことではありません。

疲労感や睡眠不足、食欲低下など、なんらかの不調を感じたときに、**自動的に〝リラックスモード〟に入るようにする**ことです。

重要なのは、「意識的に」ではなく「自動的に」、がんばらない方向にシフトしてい

くようにすること。

でないと、前項で述べたように「がんばらないことを頑張る」という妙な方向に行ってしまいかねませんからね。

「がんばらない」ことは、仕組み化させるからこそ意味があるのです。

私たちは「頑張る系システム」という仕組みによって、「頑張り続ける」能力を身につけ、これまで文明や文化を発展させてきました。

いまや、意識するまでもなく頑張れます。

けれども一見すばらしいと思えるこのシステムも、酷使すると、心身に悪影響を及ぼします。そのままにしておくと、うつ病を発症するなどして、完全にシステムダウンしてしまうことだってあるでしょう。

そうならないように、ぐっと手前で異常の気配を察知して「がんばらない系システム」に切り替える。そういう「仕組み」を持つことが、ストレス社会を生き抜く現代人には必要なのです。

「がんばらない」ということ自体を仕組み化できると、いうまでもなく、人生が非常に生きやすくなります。

うつのような状態に陥るのを未然に防ぐことができるのはもちろん、ムダな疲労やストレスをためることがなくなり、日々のパフォーマンスも向上します。

「がんばらない」という言葉にネガティブな印象を抱く方も少なくないとは思いますが、大事なのは、それを**〝精神論〟で片づけるのではなく、〝システム化〟すること。**

それだけで、あなたの人生は大きく好転していきます。

「損切り」という大切なリスクマネジメント

では、私たちは実際にどのような「仕組み」をつくっていけばいいのか。

このことについては、3章で詳しく説明させていただくとして、ここでは「がんばらないマインド」をつくるためのお話を少しさせてください。

頑張るときというのは、何かしらの目標がありますよね。

一番直接的なところでは、「お金のため」や「生活のため」でしょうか。

「夢をかなえるため」という人もいるでしょう。

繰り返しになりますが、そうやって夢や目標に向かって努力することはなんら悪いことではなく、むしろすばらしいことだといえます。

ただ、当然ですが、夢・目標を達成するのは、そう簡単なことではありません。

「険しい道のりだったが、苦難を乗り越え、最終的には夢をかなえることができた」というサクセスストーリーになればいいのですが、そうならないことのほうがほとんどでしょう。

なかには「頑張り続ける」ことをやめられず、心身ともにボロボロになるまで自分を追い込んでしまう人も少なくありません。

そうならないために重要なのが、**「損切り」**という発想を持つことです。


「損切り」は、投資の世界でよく使われる言葉です。

株でも債券でも為替でも、投資には常に「損をするリスク」がついて回ります。

ですから、利益が出ない状態が長く続くと、投資家はどこかで売却の決断をする必要に迫られることになります。


ただ、このタイミングというのが非常に難しい。なぜなら、

「いま売ってしまったら、これまで投資した額が回収できない」

「もう少し待っていたら、持っている株が値上がりするかもしれない」

などと考え、なかなか踏ん切りがつかないからです。

いわゆる〝投資の達人〟は、そんなふうにグズグズしません。

「しばらく回復の見込みはなさそうだな」と見るや、すぐに売却して損益を確定させます。そして割安な別の商品に乗り換えて、新たな目標に向かうのです。

このように、素早く決断を下し、損失を最低限に抑えるリスクマネジメント法。それが「損切り」です。

そしてこのことは、なにも投資の世界だけにあてはまることではありません。

「夢や目標に対しても、これぐらいドラスティックに臨んだほうがいい」

と私は考えています。

でないと、〝取り返しのつかない〟ところまで頑張り続けてしまうリスクがあるからです。

上手な「力の抜きどころ」を見つける

そもそも、人生の夢や大きな目標というのは、ほとんどの人が達成できません。

極端な話、「大谷翔平選手のようになりたい」と夢見る子どもはたくさんいるけれど、そこに到達できる人はまずいません。

限りなく一〇〇%に近い人が、途中で脱落していきます。

そんなふうに夢半ばで諦めることは、けっして恥ずかしいことではなく、むしろあたりまえのことなのです。

諦めていいのは、別に夢や目標だけではありません。

目の前の仕事や家事だって、全力で取り組む一方でなくていい。

「手を抜く」というとネガティブなことに聞こえるかもしれませんが、**「力の抜きどころ」を見つけることも、人生を生き抜く上で大切なスキルです。**

夢をかなえるために、がむしゃらに頑張ってもいい。

大きな目標を達成するために、多少背伸びをしたっていい。

ただ大事なのは、**「このまま頑張り続けて、意味があるのかな？」と立ち止まって考える時間を持つ**ことです。


それも、頑張りすぎて疲れ切ってから立ち止まるのではダメ。

それでは「頑張り続けること」一択しか考えられなくなります。

そうなる五歩・一〇歩手前、少し疲れを感じてきた辺りで立ち止まる。

その時点なら、「損切り」という発想を持ち、どう進んでいくか、いろいろな選択肢のなかから選び取っていく余裕があります。

「がんばらない」とは、「大人になる」ことでもある

また、夢や目標が一つでなくてはいけないというルールはありません。

途中で変わったってかまわないし、むしろ選択肢は複数あったほうがいい。

状況に応じて、そのなかから一つずつ選んで挑戦する。
そうしてその一つがうまくいかなければ、潔く諦めればいいのです。

もちろん、「全部を投げ出す」ということではありません。
ダメそうなものを一つずつ諦める一方で、場面に応じて新たにベストな夢・目標をチョイスして、しぶとく追求していくことが大切です。
それはある意味「がんばらない」と決めたことを切り捨てる、まさに「損切り」的な発想といえます。

「がんばらない」ということは、すなわち、過去・現在・未来の「頑張りを捨てる」ということにほかなりません。それは、「これまでの頑張りがすべてムダになる」ということではなく、その「覚悟」を持つことが少なからず必要であるということを意味しています。

「頑張り続けてしまう」なかでも、ときどき立ち止まり、自分の限界を見つめ、適切に諦める。

「何を捨て、何をがんばらないのか」を勇気を持って決断する。

これができるのが、本当の意味での「大人」というものです。

そして「がんばらない仕組み」をつくることは、まさにその第一歩。

1章の結びとして、本書の「がんばらない仕組み」が、〝大人の階段〟をのぼろうとするあなたの支えとなることを、ここにお約束しましょう。

第2章

「体を整える」ことから、すべては始まる

——とにかく大事なのは、「エネルギー」

A SYSTEM TO PREVENT YOU FROM WORKING HARD

「頑張るために、まず休む」

――〝逆説的〟休息術のすすめ

1章では、「つい頑張ってしまう」人間のメカニズムと、「頑張りすぎてしまう」ことの危険性についてお話ししました。

「つい頑張ってしまう」自分を受け入れて、それを防止するための〝仕組み〟をつくっておくこと。

これが本書でみなさんにお伝えしたい大きな命題です。

そして次にみなさんにご説明するのが、こうした仕組みをつくる上で大きなカギを握る、「休む」という行為についてです。

「え、具体的な仕組み化の話は？」と思われた方、申し訳ありません。

というのも、せっかく仕組みをつくろうと思っても、それを〝阻むもの〟がこの世には存在しているのです。

「がんばらない仕組み」を実践する前に、2章ではこの〝敵〟の正体と、「休む」という行為の重要性について解き明かすところから始めましょう。

「仕組み化」の落とし穴

本書以外にも、「仕組み化」に関連する内容について書かれた本は数多くあります。

にもかかわらず、この本が依然として手に取られているということは、その多くが〝失敗〟に終わっていることを意味しているといえます。


では、なぜ「仕組み化」への道は困難を極めるのか。

それを考えるには、「疲労」と「頑張ること」の関連性をしっかりと理解しておく必要があります。

1章でお伝えしたとおり、本書は「仕組み化」によって**「省エネな生き方」**、つまり**「がんばりすぎない生き方」**を目指す本です。

ただ、逆説的ではありますが、「がんばらない仕組み」をつくるにあたっては、多少「頑張る」ことが必要になります。

先に申し上げたとおり「頑張る系システム」とは非常に強固なものであり、「がんばらない系システム」を優位に立たせるのは、簡単なことではないからです。それまでは意識的な実践が必要になりますから、当然、相応の労力が生じます。

ただ、ここに大きな〝落とし穴〟があるのです。

「気力」とは何か？

「がんばらない仕組み」を機能させるには、多少なりとも頑張らなくてはならない。

とすれば、この仕組み化を成功させるために、

「私たちはいかにして普段頑張っているのか」

ということを考えざるをえません。


では、そもそも「頑張る」ことの原動力とは、一体何か。

それは、**「気力」**です。


では「気力」とは何か。

それは、体内に保持している**「エネルギー」**です。

この二つの定義が意味することは次のとおり。


「エネルギーが十分あるときは頑張れる」

「エネルギーが少ないときは頑張れない」

じつに単純明快、わかりきった〝方程式〟ですよね？

自分が頑張り続けるか、ひと休みして新たな気持ちで頑張るかは、このエネルギーの視点から判断することができます。


いうなればスマホの充電のようなもの。

早め、早めにフル充電しておいたほうが、「あー、バッテリー切れだ」とあわてることなく、いつでも自由にスマホを使えますよね。

自分自身のエネルギーについても、たとえば、

「フル充電されて元気いっぱいの状態に比べると、四割方消耗したかな。よし、そろそろ充電しよう」

といった具合に自己診断し、休むことによってエネルギーを回復することが大切なのです。

「やる気」は、エネルギーからつくられる

勘のいい方は、仕組み化の「落とし穴」についてもう気づかれたかもしれません。

そう、「がんばらない」ために仕組み化に取り組もうとしたのはいいものの、それを必要とする多くの人は、そもそも仕組み化を頑張るだけの「エネルギー」が残されていないのです。

つまり、**「仕組み化」を目指す私たちの最大の敵とは、「疲労」なのです。**

心身ともに疲れ、充電は残りわずか。

そんな状態では、仕組み化に一度取りかかっても、継続できないことは火を見るよりも明らかです。

そしてこのことは、なにも「仕組み化」に限った話ではありません。

何かに取り組もうとしたとき、

「なんとなくやる気が出ないなあ」


と、なかなか作業が進まないときはありませんか？

けれども「なんとなく」なんてことはありません。

原因は明らか。エネルギーが足りていないのです。

そういう状態でいくら頑張ったところで、結果はついてきません。

自分では気力を振り絞って頑張っているつもりでも、集中力は続かないし、作業スピードは落ちるし、ミスも増える一方です。


たとえばビジネスの現場において、同等の能力を持つ三人の同僚が、まったく同じタイミングで同じ仕事に取りかかったというケースを想像してみましょう。

結果、一人だけが一週間後に終わりましたが、ほかの二人はまだ七割くらいしか進んでいませんでした……という場合。
私たちはとかく、仕事の遅い二人に対して
「やる気、あるの？　たるんでるんじゃない？」
などと評価しがちです。

けれども本当に「やる気」の問題でしょうか。

違います。**「やる気」がないのではなく、エネルギー量に差があるだけなのです。**

エネルギーはごまかしようがないので、「やる気満々に見えても、エネルギーが不足していれば、パフォーマンスは落ちる」ということです。


これは「根性」のような精神論でどうにかなる問題ではありません。

ですから仕事の調子が上がらないときは、間違っても「もっとやる気を出さなくちゃ」などと思って頑張り続けてはいけません。

それよりも**やる気の〝原料物質〟であるエネルギーに目を向けて、〝充電不足〟に**

なっていないかどうかをチェックしてください。

そうすれば十中八九、エネルギー不足が確認できるはずです。

あとは休んで、エネルギーの充電をするのみ。

それができたとき、あなたは本当の意味での「やる気」を発揮できます。

エネルギー不足では、がんばらないことができない

ただ困ったことに、エネルギーが不足すると思考力が低下し、「頑張り続ける」以外の選択が取れなくなりがちです。実際には複数の選択肢があることを思いつきもせず、ましてやそこから複雑なチョイスをすることはさらに難しくなります。

そうならないようにするには、まずエネルギーを上げることが必要です。

逆にいうと、**エネルギーが充電されていないと「がんばらない」ことができない**の

です。また前述のとおり、「がんばらない」状態を持続させるための仕組みづくりも困難になります。


とかく私たちは、何かできないことがあるときに、

「頑張ってできるようにしなきゃ」

と考えがちです。

ですが、できるように「する」という発想がそもそも間違っています。

エネルギーが十分に補充されれば、おのずとできるように「なる」のです。

ですから、

「頑張る前に、まず休む」

ということが、最初に私たちが取り組むべき絶対的な課題なのです。

休むことによってエネルギーを充電し、「がんばらない」という選択肢を取り戻す。

まずはそこから、始めていきましょう。

あなたは、想像以上に「疲れている」

仕組み化の天敵である「疲労」。

それはひとえに、「エネルギー不足」の状態を意味し、それが仕組み化への障害になっていることを説明しました。

このことを最初に説明したのには、大きな理由があります。

それは、**みなさんが想像以上に「疲れている」から**です。

実際、二〇二三年に行なわれた日本の疲労状況の調査では約八割もの人が「疲れている」と回答しており、近年、疲労傾向が高い水準で推移していることが示されています。私自身、カウンセラーとして日々さまざまな方と接していますが、年々、受診者の「疲れ」が大きくなってきているように感じます。

では、なぜ現代人はこれほどまでに「疲れている」のでしょうか。

「情報の濁流」がもたらしたもの

現代と昔を比較した際に大きく異なるのが、**「情報量」**です。

スマートフォンやＳＮＳの普及によって、私たちが日常的にアクセスできる情報の量は爆発的に増加しました。

この情報量の増加こそが、現代人を疲弊させ、健康度を大きく下げている原因なのではないかと考えられています。

ＳＮＳ全盛のご時世、成り行き任せで大量の情報に触れていると、どうしたってその情報量に比例してたくさんの刺激を受けることになります。

人間の脳が一日のうちに処理できる情報量には限度がありますから、許容量を超えれば当然エネルギーが不足し、思考力も低下していきます。

まさにこれが、「情報疲れ」と呼ばれる現象です。


また、「自分に関連する情報」にアクセスしやすくなったのも、ＳＮＳの功罪といえるでしょう。

１章で解説したとおり、日本人は「他人からどう見られるか」を非常に気にします。

ですから、

「他人の言動や自分に対する評価を知っておきたい」

という思いをなかなか抑えきれません。

結果的に情報をシャットアウトすることができず、「検索」を続けてしまうのです。

こうした「エゴサーチ」は、情報量が激増した現代社会における、まさに象徴的な事例といえるでしょう。

「感情」が、あなたのエネルギーを奪っている

このように、単に処理するべき情報量が増えたというだけでも非常に大変なのですが、情報にはより強力な〝副次的効果〟があります。それは、

「情報の刺激によって、感情が動かされる」

ということです。

先の「エゴサ」のように積極的に情報を調べにいかずとも、現代では日々、多くの情報・ニュースが私たちの目に飛び込んできます。

そして、こうした情報というのは、往々にして私たちを煽動するような刺激的なもの、ネガティブなものがメインになりがちです。

ネガティブな情報を取り込めば、ネガティブな感情が生じるのは当然のこと。あたりまえだと思ってあまり深く考えていない人も多いかと思いますが、じつは**こうした感情の揺れ動きは、私たちのエネルギーを大きく消費している**のです。

たとえば怒りを感じたとき。
心臓はバクバクと拍動し、頭にカーッと血がのぼります。
この際のエネルギーの消費量は、運動時のそれに相当します。
加えて歯を食いしばったり、拳をにぎりしめたりすれば、体に力が入ります。
それによって、いっそう体力を消耗することはいうまでもありません。

あるいは心配や不安の種を〝仕入れた〟とき、頭は忙《せわ》しなく働きます。
その情報が自分にどんな影響を与えるのか、ああでもない、こうでもないとシミュレーションをかさねるからです。結果的に思考回路がくたびれてしまい、場合によっては、思考停止状態に陥ります。

このようにエネルギーを消耗して疲れるのは、〝心〟も同じです。

いったん頭脳系が中心になってエネルギーを消耗すると、その疲労感が体にきて、やがて心の元気を奪っていく。

これは、うつになっていく典型的なパターンでもあります。

現代人は、多くの情報を得ることと引き換えに、多くのエネルギーを失ってしまったのです。

感情の〝ムダづかい〟を防ぐには？

ではなぜ私たちは、こんなにもリスクのある「感情」を抱えながら生きているのでしょうか。

それは、人間の「感情プログラム」は本来、人間が生き延びるうえでかかせない「生存装置」だったからです。

たとえば原始時代において、猛獣に遭遇したとき。

「恐怖」や「不安」を感じなければ、瞬時に自分の身を守ることはできません。

また自分の仲間やコミュニティがおそわれたとき。

「怒り」という感情がなければ、命がけでそれらを守ることはなかなかできないでしょう。

このように「感情」は、「生きること」と深く結びついた、非常に重要なものだったのです。

しかし現代において、私たちの身がこうした危機的状況にさらされることは、まずありません。命の危険を感じる場面は、当時に比べて激減したといっていいでしょう。

にもかかわらず、私たちの「感情」というプログラムの仕様は、原始時代からさほど変わっていません。

ゆえに現代では、こうした感情の反応が〝過剰〟になってしまうことが多くなり、不都合が生じるケースが目立つようになってきてしまったというわけです。

もはや人間が生存する上で必要不可欠だった「感情」という仕組みは、人間を殺しかねない〝凶器〟になってしまった、といっても過言ではないでしょう。

ですから「感情のムダづかい」を防ぐためにも、その原因となる膨大な「情報」に対して、私たちはもっと真剣に向き合っていく必要があるのです。

対人関係に疲れたら、まず休むこと

感情が大きく揺れ動くのは、なにも情報に接触したときだけではありません。

現代人がもっとも感情を乱され、エネルギーを消耗しているとされるのが、**「対人コミュニケーション」**です。

職場で上司から怒られたとき。

飲み会で苦手な人にからまれたとき。

部下が思うように動いてくれないとき。

恋人の価値観が理解できず、ケンカになったとき。


私たちの感情は大きく揺れ動き、エネルギーを奪われます。

とかく現代人は、対面以外のコミュニケーションツールを手に入れたことによって〝人間ベタ〟になっている傾向が強く、いざ面と向かってコミュニケーションを取ろうとした際に、昔よりもエネルギーを消費している節があります。


こうして「心の疲れ」が蓄積されると、ささいなことでイライラしたり、怒りが抑えられなくなっていきます。

エネルギーが十分にチャージされている状態であればありえないような言動を無意識に取ってしまい、まるで別人のようになってしまうのです。

こうした現象を、**「別人化」**といいます。

こうなってしまうと、なかなかやっかいです。

別人化によって新たな人間関係でのトラブルが生じ、またエネルギーを消耗すると いう悪循環に陥ってしまいます。


こうした場合、「コミュニケーション能力を高めよう」とか「もっと論理的な話し方ができるように勉強しよう」などと考えても、むしろ逆効果になります。

あなたに不足しているのは「能力」ではなく、「エネルギー」だからです。

一度こうした状態に陥ると、エネルギーを十分に回復しない限り、もとに戻ることはありません。

とにかく、一番大切なのは、

「対人関係に疲れたら、まず休むこと」

ということ。

あなたが感じている対人関係での「苦しさ」は、あくまでエネルギー不足から生じる「結果」にすぎない可能性が高いのです。

「人間関係の疲れはさておき、まずは自分のエネルギーをケアしよう」と発想を切り替えられるようになるだけで、人生は驚くほど好転していきます。

うつの〝サイン〟を理解しておく

深刻な「エネルギー不足」という問題に直面している現代人。

これなら、健康度が下がり、「うつ」を発症する人口が増加していることも理解できます。

「うつ」というと、大きな衝撃を受けるような〝事件〟をきっかけに、突然発症するものというイメージがあるかもしれませんが、必ずしもそうではありません。

むしろ、**日々の小さな〝疲労の蓄積〟が原因となるケースは非常に多い**のです。

裏を返せば、うつのような深刻な症状が現れる前には、何かしらの〝予兆〟があるということになります。

であれば、「これがうつのサイン」というものを事前に認識しておくことで、軽症のうちに気づきやすくなります。

ここでは、うつの主な〝初期症状〟を挙げておきましょう。

・眠れない夜が続く

本人が「苦しい」と自覚するので、一番わかりやすい指標です。

誰しも眠れない日はあるものですが、数日から数週間で改善されればそんなに心配はいりません。それ以上続くと、日中にさまざまな不調が現れます。

また不眠があたりまえになりすぎると、疲れを感じないなど、不調に対する感覚が麻痺する危険があります。ですから、早く対処する必要があります。

・体重が大きく変動する

ストレスから過食に走ると、体重が増えます。「このごろ、ちょっと食べすぎかな」と思ったら、少しうつを疑ったほうがいいでしょう。心の不調を、食欲を満たすことでごまかそうとしている可能性があります。

それよりやっかいなのは、体重が減ることです。スリムになって喜ぶので、深刻に受け止めない人がいるのですが、体重の減少は食欲不振の裏返しです。放っておくと、うつ状態を招き、生きる意欲まで減退させてしまいかねません。

・自信の低下、自責の念、強烈な不安

うつでもっとも顕著な特性がこの三つです。ささいなことで「この仕事をやれるだけの能力がない」「うまくいかないのはすべて自分の責任だ」「自分に将来なんてない」などという思いが強くなります。

それが気力や思考力、集中力、作業能率の低下、疲れやすさといったうつ症状を招く恐れがあります。わけもなく「なんとなく落ち込むな」と感じるようなら、うつのサインと疑ってください。

・頭痛、こり、胃痛、息苦しさなど

うつになると、気分が重く、どんよりしてきますが、それは身体症状も同じです。体が重い・だるい、頭が重い・しめつけられるような痛みがある、肩や首がこる、腰がだる重いなど、体の節々が痛むようなら、早い機会に症状をやわらげるよう対処する必要があります。

また胃腸は、心の状態と密接に関係します。胃がキリキリ痛んだり、下痢や便秘に悩んだりすることが頻繁に起きる場合は要注意です。

ほかに、発汗や息切れも、うつの入り口でよく現れる症状です。

いずれも「たいしたことはない」とやり過ごさないよう注意しましょう。

強いストレスにさらされている現代人にとって、これらの症状の一つや二つ、誰でも身に覚えのあるものかと思います。

といっても、過度に気に病む必要はありません。それがまたストレスになってしまいますから。

少し不調を感じたら、早く気づいたことを幸いととらえ、「ちょっとペースダウンしようかな。いまのうちに休んでおこうかな」という方向に、行動の舵を切ってください。

「たいしたことはない」と思うような症状でも、二週間も続けば、うつ状態へと突き進んでしまうことになります。

風邪と同じで、「かかったかなと思ったら、早めの休養」を心がけましょう。

新型コロナがもたらした〝意外な作用〟とは

現代人のうつや蓄積疲労について語る上で欠かせないのが、**「新型コロナウイルス」**の存在です。

日本人の健康度は、二〇二〇年の新型コロナウイルスの感染拡大からこちら、かなり低下しました。

とくに当初は、実態のわからない感染症ということもあり、強い不安感におそわれた人も多かったでしょう。

実際、患者数や死亡者数は増加の一途をたどり、医療が機能不全に陥るなど、相当数の人がダメージを受けました。

「コロナに感染したらどうしよう」という恐怖心。

外出制限といった環境の変化にともなうストレス。

思うように行動できないもどかしさ。

……など、**さまざまな要因が合わさったことで、私たちはエネルギーをどんどん奪われていった**のです。

しかもコロナ禍は長引きました。

二年、三年と続いた〝巣ごもり生活〟で友人や職場の人たちと満足にコミュニケーションができずに孤独感を深めた人もいれば、運動不足による体調不良を起こした人、失業や減給の憂き目に遭った人もいます。

日本人全体が、いつうつになってもおかしくない状況でした。

実際、いわゆる**「コロナうつ」**の患者さんは、かなり増えました。

経済協力開発機構（ＯＥＣＤ）のメンタルヘルスに関する国際調査によると、日本国内のうつ病・うつ状態の人の割合は、二〇一三年調査では七・九％だったのに対し、コロナ感染拡大後の二〇二〇年には一七・三％と、約二倍に増加しています。

二〇二三年五月に「五類感染症」、つまり季節性インフルエンザや麻疹《ましん》、風疹《ふうしん》、感染性胃腸炎などと同程度の一般的な感染症に分類されて以降は落ち着きましたが、健康に及ぼした悪影響はいまだ拭い切れていないのが実情でしょう。

くしくもコロナは、健康度が下がることによって、人の心がどれほど蝕《むしば》まれるかを証明したことになります。

ただ、私がここで強調したいのは、コロナの〝負の側面〟ではありません。

多くの人々を苦しめたコロナですが、なんと**コロナ前にうつっぽい状態になっていた人にとっては、逆に症状が改善に向かうという〝良い影響〟が見られた**のです。

その大きな理由としては、

・休みが増えた
・リモートワークが増え、出社せずにすむ日が増えた
・病気を理由に有給休暇が取りやすくなった
・社内外の苦手な人と顔を合わせる機会が減った

などが考えられています。


コロナの功罪ともいうべきか、コロナ禍で非常に苦しんだ人が多くいた一方で、

「コロナを機に、うつから脱出できた人もいた」

ということです。

コロナが、頑張り続ける私たちの〝歯止め〟になってくれたのでしょう。

こうした事象からも、**私たちはいかに日ごろ頑張りすぎて、ムダなエネルギーを消耗しているのか**、ということがわかります。

コロナを契機として、私たちはいよいよ、旧来の頑張り方を改めるフェーズに突入したのかもしれません。

「見えない疲れ」を、どう見積もるか
——頑張りすぎを〝セルフチェックする〟法

前項では、「いかに現代人が疲れているか」ということに焦点を当てて解説をしました。これを機に、いい意味での「危機感」を少しずつ持ち始めていただけたのではないでしょうか。

ただ、その上で少々やっかいなのが、

「そもそも、自分がどのくらい疲れているのかチェックすることが難しい」

ということです。

「がんばらない系システム」を稼働させるには、自分が頑張りすぎていないかどうかを自分でチェックする必要があります。

この基準を明確にしておくことで、「気づかないうちにムリしてしまう」といった事態を防ぐことができるからです。

ただ、「疲労」というのは目に見えないものだけに、「正しく見積もる」ということが非常に困難。

ですからこの項では、疲労を「セルフチェック」するポイントについて、みなさんにご説明させてください。

疲労には「三つの段階」がある

これまでお話ししてきたとおり、疲労というのは日々無意識のうちに蓄積されていくものです。

どのくらい疲労がたまり、どんな身体症状が現れ、うつに至るのか。

そこまでには三つの段階があります。

「正しく休む技術」を身につけるためにも、この大まかな疲労の段階について把握しておきましょう。

それぞれの段階の疲労の特徴は以下のとおり。（　）内に、感情（おもにネガティブ感情）と理性のバランスを付記しています。

・一段階（感情20：理性80）

モチベーションが高く、日々の仕事に集中して臨める状態です。疲労感はほとんどなく、体調も万全。多少疲れてもすぐに回復します。

この状態なら、問題なく理性的な判断ができるし、何か問題が生じても冷静に対処できます。

また思考の切り替えが早く、イヤな出来事を引きずることもありません。失敗しても〝成長の糧〟と、プラスにとらえることができます。

疲労はひと晩ぐっすり眠れば回復します。

・二段階（感情50：理性50）

不眠や食欲不振など、身体症状が出始めます。表面上は元気を装っていても、心は不機嫌で、イライラしています。

目の前の仕事をこなすのに精いっぱいで、ケアレスミスが増えます。ふと「やる気が出ないなあ」「面倒くさいなあ」などの言葉が、口をついて出ることも。

疲労が回復するまでに、一段階の倍の時間を要します。

・三段階（感情80：理性20）

不眠や食欲不振に加えて、肩こり、頭痛、涙が出るなど、さまざまな身体症状が出ます。思考停止になり、仕事にまったく集中できません。

自分に自信がなくなる、「うまくいかないのは自分のせい」と自責感を強める、人と会ったり話したりすることに恐怖感を覚えるなど、それまでとは別人のよう

疲労の三段階

疲労の一段階

感情20：理性80

【通常の元気レベル】

ショックな出来事があっても
ひと晩で回復できる

モチベーションが高く、
仕事にも集中して臨める状態

疲労の二段階

感情50：理性50

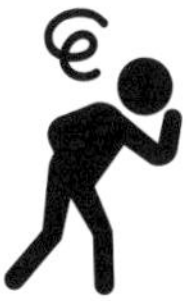

【うつっぽい状態】

ショックな出来事は**2倍**に感じる
回復にかかる時間も**2倍**

- 不眠
- 食欲不振
- やる気が出にくい
- イライラ

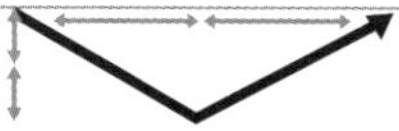

疲労の三段階

感情80：理性20

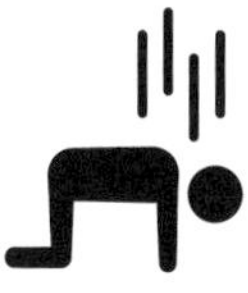

【別人化】

ショックな出来事は**3倍**に感じる
回復にかかる時間も**3倍**

- 過剰な自責感
- 無力感
- 強い不安感

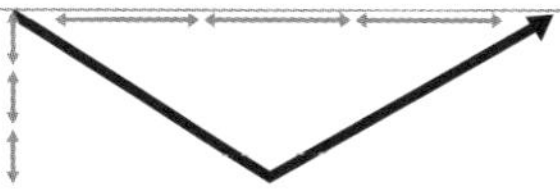

な〝うつ的性格〟が現れます。
疲労が回復するまでに、一段階の三倍の時間を要します。

ビジネスパーソン全般のざっくりした割合でいうと、一段階にある人が七割、二段階が二割、三段階が一割といったところでしょうか。

大半の人が〝うつ未満〟で、普通に頑張ることができます。

その反面、**だからこそ一段階の人はいつ二段階に進んでも不思議はありません。**

そうならないよう、この「疲労の三段階」を理解しておいてください。

なお本書では、随所でこの「一段階」「二段階」「三段階」という言葉を使っています。すぐに参照できるよう、付箋をつけておくことをおすすめします。

心は〝体〟から崩れる

たとえば風邪の引き始め、どんな症状が出ますか？

鼻がぐしゅぐしゅする、咳が出る、熱っぽくなる、頭痛がするなど、そのときどきによって、あるいは各人の体質によって、一様ではありません。

でも悪化するにつれて、症状のラインアップが、ひととおり揃いますよね。

同様に、うつのサインも人それぞれ。

大きくいうと「体から崩れる」のですが、どういう身体症状が出るかはいろいろです。

ですから結局のところ、自分の体調からうつの予兆をセルフチェックするには、

「自分の体に聞く」

これしか、方法はありません。

じつはこれ、赤ちゃんや幼児であれば、あたりまえにやっていることです。

自分の〝体の声〟を聞いて体調をチェックし、すぐに泣いて大人に訴える。

あるいは、自分自身で回復を図るところまでやってのけます。

たとえば疲れたら、無意識のうちに「あー、疲れた」という〝体の声〟をキャッチし、その場でストンと眠りに入る。なんらかの不調を感じたら、自然と「眠る」あるいは「休む」ことで回復に努めようとするのです。

こんな簡単なことが、大人になると……いや、小学生くらいからできなくなります。「ガマンすること」を覚えてしまったがために、休まず、眠らず、頑張り続けてしまうのです。

疲労を〝見て見ぬふり〟をする悪習慣

幼稚園や小学校に入るころから、子どもは親や周りの大人たちに、

「決められたことをきちんとやりなさい」

と教えられます。

たとえば学校に行く前などに、「なんとなくイヤだな」「ちょっと頭が痛いな」「お腹がシクシクするな」などといってグズグズしていると、こんなふうにいわれます。

「さぼっちゃ、ダメよ、学校には行かなくちゃ。一日休むと、その分だけ、勉強についていけなくなるよ。少しくらい調子が悪くても、ガマンしなさい」

こうして子どもたちはいつの間にか、「不調をガマンして、がむしゃらに頑張り続ける」練習を積んでゆくのです。

この練習が大人になるにつれ、**多少の心身の不調・不安を感じても、自分でそれを〝見て見ぬふりをする〟**技術を習得・実践することにつながります。

人によっては、その技術が高いレベルで身につき、「健康診断で悪いデータが出ても、悪いとはとらえずに受け流す」ことさえやってのけます。

「データなんか単なる数値にすぎない。悪化するわけがないから、これまでどおり頑張り続ければいいんだ」

というふうに、子どものころから鍛えた方法で不調を処理しようとするのです。

「疲労をなかったことにする」思考・習慣が身に染みついているといってもいいでしょう。

それゆえ一度、二段階に突入してしまうと、多くの人はそのことにしっかりと目を向けないので、あっという間に三段階まで疲労が進行してしまいます。

前項で「一段階の人はいつ二段階に進んでも不思議はない」といったのは、まさにそういう意味。**いま一段階にいる人は、あくまで「たまたま」にすぎない**のです。

では、どうすれば自分の体調に敏感だった幼児のころに返れるでしょうか。

それには、

「自分の体調は、自分の体に聞く」――。

意識的な練習によって、その力を取り戻すしかありません。

体調と行動の相互関係を〝見える化〟する

そうはいっても、「自分の体に聞くって、具体的にはどうすればいいの？」という話ですよね。

幼児のように、「感覚的に自分の体調を正しく把握する」ということができれば理想的ですが、さすがにそうもいきません。

そこで自衛隊で実際に行なわれている、「体調管理」の方法をご紹介しましょう。

自衛隊では、毎朝、複数人のグループで**「自分観察」**というトレーニングを行なっています。

目的は、体調不良に気づかずに頑張り続けることのないよう、体調と行動の相互関係を「見える化」することです。

まず各自が、自分の体調を**「こころ電池（メンタル）」「からだ電池（フィジカル）」**の二つの視点から十点満点で評価します。

この点数は、エネルギーがどの程度充電されているか、その割合から計算するもの。点数をつけたら、評価理由を付記します。たとえば、

「こころ電池、三点。昨日、イヤなことがあって、夜、眠れなかった。でもからだ電池は八点。体の疲れはほとんどない」

といった具合です。

次にグループみんなで、その自己評価に対するフィードバックを行ないます。

「いやあ、からだ電池はせいぜい六点でしょ。疲れてると思うよ。目の下に隈《くま》ができてるし」

「こころ電池が三点はわかるね。表情がこわばってるし、顔にイライラが出てるよ」

そういった意見を聞くと、自分の体調を再認識できます。

いわれてみればという感じで、

「お腹をこわしたんだっけ」

「頭痛がするのは気持ちの問題かも」

「職場に向かう足取りが重かったなあ」

などと気づくのです。

一般の人でもその気になれば、同居している家族や職場の同僚などと体調の〝相互チェック体制〟を整えることは可能です。

一番の問題は、

「心身の疲れや不調に自分で気づくことができず、頑張り続けてしまう」

ということ。上手に相互チェックを機能させましょう。

このシステムの良いところは、みんなで互いの体調をケアできることです。

自分も周りの誰も「うつになるほど疲れていたとは知らなかった」なんて、よくありがちな事態を未然に防ぐことができます。

疲労やうつを深刻化させないためには、自分はもとより周囲が心身の変調に気づき、早めに手を打つことが大切なのです。

不安をスルーしないための「自己採点法」

うつ症状における特徴的なことの一つに、「不安が強くなる」ことがあります。

ちょっと不安を感じたら、そのときの体調といっしょにチェックすると、うつ症状が進むのを防ぐことができるでしょう。

頑張り屋さんは多少不安があっても、その現実に目をつぶり、頑張ることで乗り越えようとする傾向があります。

そんなふうに不安をスルーしていると、うつ症状が進みます。

それを防ぐ手立てとして、**不安の度合いを自己採点**することをおすすめします。

一日を振り返り、

「今日の不安は十点満点で何点？」

と自分に尋ねるのです。


「初めて会うお客さんに営業しなければならず、前の晩から不安で眠れなかった。実際にお会いするまで、不安度合いは十点に達した」

「仕事を終えてから、あれで良かったのかだんだん不安になった。でも事なきを得て、すぐにホッとしたから、不安度合いとしては五点くらいかな」


こんなふうに自分の不安度を採点すると、自然と気持ちをクールダウンできます。

それと並行してもう一つ、

「強い不安があったときの自分の行動と体調を記録しておく」

といいでしょう。不安を払拭するために何をして、結果、体調にどんな変化があったかを、ちょっとメモしておくのです。たとえば、

「ゲームの世界に逃げた。夜中、バトル系のオンラインゲームに参加したら、みんなが歓迎してくれる。褒めてくれることも多い。それが気持ち良くて、落ち込むとついやってしまう。

一日くらいなら大丈夫だけれど、今回は二日連続でやってしまった。睡眠不足で、その日から三日間、調子が悪かった」

といった具合です。

単に「夜中のゲームはダメだな。調子悪いなあ」と思うだけではなく、**文字に起こして記録することがポイント。**不安感から逃れるためにムダなエネルギーを消費してしまったことを、強く自覚できます。

不安感の採点とあわせて、やってみてください。

エネルギー的に「正しい休み方」

ここまで、頑張るためには十分なエネルギーが必要不可欠ということ、そして現代人にはそのエネルギーが不足している傾向にあり、そうした疲れを「見える化」しておくことが重要であるということを説明してきました。

前置きが長くなってしまいましたが、いよいよここから、「いかに休めばいいのか」という休み方の話に入っていこうと思います。

この「休む」という行為は、「がんばらない仕組み」の中核を成す要素ですが、もちろん、ただなんとなく休めばいいというものではありません。

「エネルギー的に正しい休み方」

というものがあるのです。

この休み方を間違えると、「頑張る系システム」のスイッチをオフにすることができず、十分にエネルギーを回復することができません。

それでは、効果的に休むノウハウについてお伝えしましょう。

まず、「休む日」を決める

「働き方改革」が進んでいるかに見えるビジネス社会ですが、まだまだ「多忙でなければ、できるビジネスパーソンとはいえない」といった空気感があります。

しかも困ったことに、ビジネスパーソン自身が〝多忙自慢〟をするケースさえあるようです。

ただ、僭越《せんえつ》ながら私が申し上げたいのは、

「忙しいと疲れたは、自慢にならない」

ということ。

これは、元内閣総理大臣・吉田茂さんの言葉としても有名ですが、「がんばらない仕組み」をつくる上で、非常に大切なことを私たちに教えてくれます。

「疲労」や「多忙」を自慢しても、結果的に自分の首をしめるだけで、誰の得にもなりません。

そんなことなら、むしろ

「いかにがんばらないか」

「いかにうまく休んだか」

といったことを自慢し合ってほしいくらいです。

とはいえ、

「実際忙しいし、周りも忙しそうにしているから、休みたくても休めない」

という人は多いでしょう。

そこで、私が提案したいのが、

「まず、休む日を決めてしまう」

ということです。

「そんなのあたりまえじゃないか」と思われるかもしれませんが、実際にこれを適切に行なえている人は、あまり多くありません。

世の中の大半の人は、

「仕事が落ち着いたら休もう」

「休めるときがきたら休もう」

と考え、〝能動的に休む〟ということができていないのです。

たしかに、まだ一段階のやる気満々の時期なら、無休で走っても、多少のムリはききます。体力・気力にも余裕があるので、「この辺で休もう」と判断することもできるでしょう。

ですが、本当に「休み」が必要となる二段階、三段階に突入すると、思うように仕事が進まないために、

「何か調子が出ないなあ。能力が足りないのかも」

「成果も出ていないのに、休むわけにはいかない」

「ここで休むとみんなに迷惑をかけるし、不要な人材だと思われそう」


と追い詰められます。

結果的に、思考が停止してしまい、

「本当はムリをしているのに、頑張り続けるほうがラク」

という状態になってしまうのです。

〝機械的に〟自分を休ませる法

ですから、休まなくても大丈夫なうちに、

「休むことを計画に組み入れてしまう」

ことが必要になります。

「一二月の第一月曜日は絶対に休む」

といった具合に決め打ちしてしまうのもいいですし、一年のはじめに、その年の有給休暇をバランスよく振り分けておく、といったやり方も考えられるでしょう。

ここでも、

「なるべくシステマティックに自分に休みを取らせる」

ということが、とにかく重要になります。

ちなみに自衛隊では、一つの戦場で一定期間の戦いを終えると、弾薬と食料を補給し、疲労のリカバリーを行ないます。そのときに

「君、休みか。体が空いてるね。あちらの戦場に向かってくれ」

なんてことは絶対にいいません。

なぜなら、

「自分にはわからない疲労がたまっているのだから、解消しておかなければいけない」

ということを、きちんと理解しているからです。

もちろん、すべての職場が自衛隊のような考えを持っているわけではない、ということは重々承知しております。

休みを先に決めておいたが、急な案件が入り、出社しなくてはいけなくなった、と

いった個人の力ではどうにもならない事態に直面することもあるでしょう。

しかし休みに対する認識を改め、〝主体的に〟それを取り入れようと心がけることは、誰にでもできます。


「休みたいのに休めない」

ふと、そんな思いが頭をかすめたら、その思考のスイッチを切りましょう。そして、

「まだ休まなくて大丈夫だけど、だからこそいま休んでおこう」

と自分にいい聞かせてください。

それが、あなたの心身を守ることにつながります。

休日は、なるべく〝省エネ〟で過ごす

一週間の仕事を終え、待ちに待った休日を迎えると、

「よし、ストレス発散だ！　思いっきり遊ぶぞ！」

とはしゃいでしまうのは、よくあることですよね。

休みの日の過ごし方はさまざまですが、多くの人が「どこで何をして遊ぼうか」と、とにかく「アクティブに過ごす」ことを計画するのではないかと思います。

それはすばらしい。

仕事に追われる毎日から解放されて、家族や恋人、友達と心ゆくまで楽しむことは、いいストレス発散になります。

ただしそのメリットが得られるのは、エネルギーが消耗し切っていないときに限ります。別のいい方をすれば、**「一日の疲れは、その日のうちに取る」**ことができているときに限ります。

そうでなければ、休日に多くのエネルギーを要することを行なうのは、あまりおすすめできません。

仕事だろうと、遊びだろうと、エネルギーを使うという意味では同じだからです。

疲労感が抜けていないようなら、休日は文字どおり休む。

エネルギー的には、

「日中をできるだけ省エネで過ごす」

ことが肝心なのです。

ぐうたらに過ごすのも、最高の休日

もしかしたら自分ではあまり「休みの日に遊びに行って疲れた」という実感はないかもしれません。

けれども休日前後の自分の状態を思い出してみてください。

いざ休みの日になって、

「楽しみにしてたけど、正直、出かけるのは面倒くさい」

と思いませんでしたか？

遊んでいる最中、ふと
「もう十分。早く帰りたい」

という思いが、頭をかすめませんでしたか？

帰宅した瞬間、

「あー、疲れた。やっぱり、わが家が一番くつろげるなあ」

なんて、ぽつりとつぶやきませんでしたか？

翌日、休日疲れが残り、

「生あくびばかり出る。どうにも仕事が進まない」

なんてことはありませんでしたか？


一つでもあてはまるものがあるなら、それは「エネルギー的に正しい休み方」とはいえません。今後の休み方を再考することをおすすめします。

問題は、日本人の多くを占める〝頑張り屋さん〟たちは、休日にさえも自らに「充実したプログラムをこなそう」という課題を与えがち、ということです。

「十分に楽しいことをするか、成長するか、充実するか」

この三つのどれかでないと、「いい休みだった」と思えないのです。

有意義な過ごし方ができないと、

「せっかくの休みをムダにしてしまった……」

と自己嫌悪に陥ってしまうほどです。


そういう人は、こう考えてみてください。

「今日は一日、ぐうたら寝て過ごした。エネルギー的に正しい休み方ができた。エネルギーが回復できて、とてもいい休みだった」と。

ぐうたらに過ごす休日というのは、仕事や人間関係に疲れたみなさんにとって、じつは「最高に意義のある過ごし方」なのです。

実際、エネルギーが回復すれば、休日後の仕事のパフォーマンスはぐっと上がります。休むことが〝成長の原資〟となるといってもいいでしょう。

ですから、まず「休日の過ごし方」に対する認識を改め、ぐうたらに対する〝自己嫌悪のスイッチ〟を切ってあげることが大切なのです。

〝デジタルデトックス〟を仕組み化する

二〇〇〇年代後半にスマホが登場してから、「休む」という行為が非常に困難になったと感じます。

どこにいてもインターネットにアクセスすることが可能になり、休みの日だろうと関係なく、常に〝情報のシャワー〟を浴び続けるようになったからです。

これでは、せっかく能動的に休みを取り、省エネな過ごし方を選んだとしても、脳が休まることはなく、エネルギーを十分に回復することもできません。

ですから、休み方を考える上で、

「いかにデジタルデトックスを行なうか」

という発想を持つことは、避けられない課題といえます。

そうはいっても、「家にいるとついついスマホをさわっちゃうんだよなー」という方も少なくないでしょう。

それなら、デジタルデトックスそのものを仕組み化してしまうしかありません。

たとえば、

「夜一〇時以降はスマホを見ない」

「月に一回は、一日もネットを使わない日を設ける」

といったルールを事前に決めておくのです。

もちろん、一度決めても誘惑に負けてしまうのが人間ですから、スマホの機能や道具の力を借りて全然ＯＫです。

最近のスマホでは、アプリの使用時間が一定時間を超えると、それ以降強制的にそのアプリが開けなくなる、といった仕組みを自分で設定できたりします。

また、一度入れると一定時間スマホが取り出せなくなる箱などを購入して、活用してみるのもいいでしょう。

自分の〝精神力〟だけに頼るのではなく、こうした機能を有効に活用しながら、自分なりの仕組みをつくっていくことが大切です。

「SNS疲れ」を防ぐコツ

また、

「情報の〝出入り口〟そのものを絞ってしまう」

という戦略もあります。

昨今、X（旧Twitter）、Facebook、LINE、Instagram、TikTok、YouTube……など、SNSや情報収集に活用できるツール

が、非常に多様化・複雑化しています。

ほとんどの人は、多かれ少なかれこれら複数のＳＮＳを用途などによって使い分けて、伝えたい情報を発信したり、欲しい情報を集めたりしていることでしょう。

いずれも便利なツールではありますが、結果的にそれが〝ＳＮＳ疲れ〟を招いているのであれば、上手に使いこなせているとはいえません。


そうならないよう、意識してほしいポイントは二つ。

一つは、

「複数のチャンネルを持ってもいいけれど、情報収集をメインに使う」

ということで、もう一つは、

「自分から発信するチャンネルは一つに絞る」

ことです。

発信すると、その瞬間、不特定多数の人たちとの交流が始まってしまうので、やりとりする相手はある程度クローズにしておいたほうが心の平穏を保つことができます。

すでに説明したとおり、現代の私たちをとりまく環境は情報で溢れ返っており、多くの人が必要以上のエネルギーを奪われています。

だからこそ私たちは、何よりもこうした「情報疲れ」を改善していかなくてはいけないのです。

そもそも情報というのは、知識を増やしたり、行動範囲を広げたりするためのもの。過多になることで疲れてしまうようでは、逆に知識・行動が制限されかねません。

何ごともそうですが、過剰はトラブルのもと。

情報量、とりわけＳＮＳ経由で受け取る情報量は、「ほどほど」に抑えたほうがいいのです。

睡眠こそ、最強の休息術である

前項では、「いかに休むか」という休み方のコツについてお伝えしました。

しかし、どんなに日中を「省エネ」で過ごしたり、デジタル断ちをしたところで、消費したエネルギーを完全に取り戻すことはできません。

日々、想像以上にエネルギーを消耗している私たちは、もっと抜本的に、エネルギーを回復させる術を知る必要があります。


では、エネルギー回復方法として、もっとも効果的なものとは何か。

それは、「睡眠」です。

何はともあれ、まずは寝る

エネルギーがないときというのは、いつもなら難なく、あるいはちょっと頑張っただけでクリアできる仕事で、思いどおりの結果が出せません。

自分ではそんなに疲れを感じていなくて、むしろいつも以上にものすごく頑張っているつもり。それなのに、

「頑張ろうという気持ちが空回りして、できませんでした」
「仕事を始めてすぐにイヤになって、途中で放り出してしまいました」

という状況になったとしたら、エネルギーはかなり低減しています。

この場合、一番ダメな対応は、「どうしてできないんだろう?」と、原因探しを始

めてしまうことです。

そうするとつい「能力が足りないのか」「やり方がまずいのか」といったことを考え、迷路に入り込んでしまいます。

それは大きな勘違い。原因はひとえに、エネルギーの低下にあります。

唯一の改善策は一も二もなく、

「まずは寝ましょう」――。

このひとことに尽きます。


これが正しいことは、簡単な計算式でわかります。

仮に「睡眠で蓄えたエネルギー」を「10」として考えてみましょう。

日中にそれを上回る「12」のエネルギーを消費したら、キャパオーバーになり、疲労が「2」蓄積します。その日の夜は、オーバーした分だけ長く寝ないと、疲労は回復しません。

一方、日中に「8」のエネルギーしか消費しなければ、余力が「2」あることになるので、睡眠時間が前の晩より多少短くても、十分に回復することができます。

もし毎日のように、日中の消費エネルギーが睡眠によるエネルギー補給より大きい状態が続いたら、どうなるでしょうか？

当然、疲労困憊で、常にエネルギー不足の状態になります。

たとえ一日で見れば少しのマイナスであっても、それが積み重なれば、いずれ大きく体調を崩すことにもなりかねません。

「疲労回復は寝るに限る」——。

この真理をしっかりと胸に刻んでおいてください。

「睡眠時間」と「パフォーマンス」の関係

もう一つ、睡眠不足と脳のパフォーマンス（反応速度）の関係について実験したデータを紹介しましょう。

横軸に実験日数、縦軸に脳の反応速度を取った、次のページの図を見てください。一目瞭然で、以下のことがわかります。

・一日八時間の睡眠を取っている人は、日にちがたつにつれて脳のパフォーマンスが下がるが、変化は緩やか。二週間後もパフォーマンスの落ち幅は小さい

・一日六時間睡眠の人は、急激にパフォーマンスが落ちていく。二週間後には、二日徹夜したときと同じくらいまで下がる

ちょっと驚きませんか？

みなさんのなかには「睡眠なんて、六時間もあれば十分じゃないの？」と思っている方もいらっしゃるかもしれませんが、こんなにもパフォーマンスが落ちるのです。

また、こうしたパフォーマンスの低下は、なかなか「自覚しにくい」というのが、

「睡眠」と「脳の反応速度」の関係

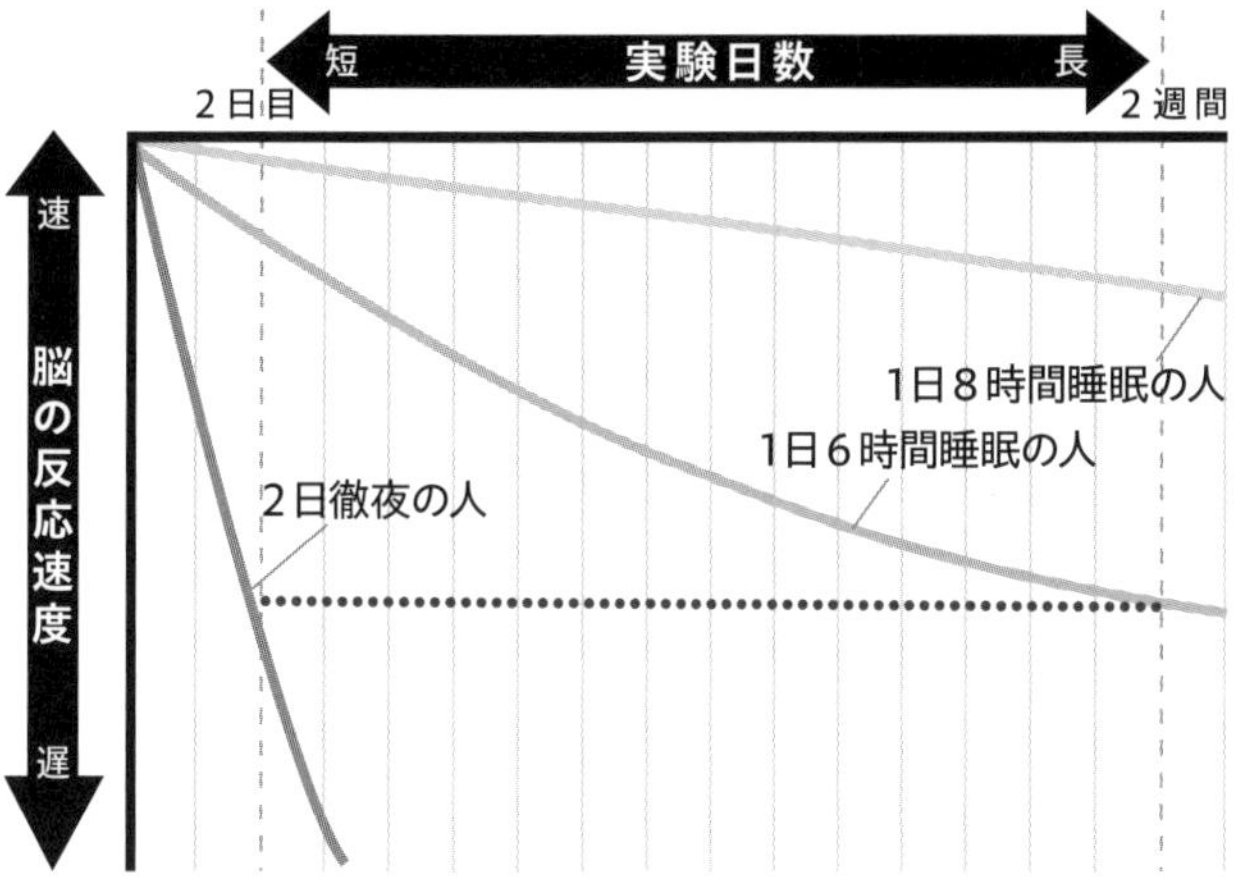

出典：Van Dongen HP et al.Sleep.2003;26(2):117-126.より改変

非常にたちの悪いところです。

二日間の徹夜後にパフォーマンスが落ちることは、誰でも自覚できます。

けれども**六時間睡眠が続くときは、落ち方が少しずつなので、さしたる不調も感じないままに疲労をためてしまう**のです。

これは、ビジネスでよく使われる〝ゆでガエル理論〟と通ずるものがあります。

ゆでガエル理論とは、

「少しずつ起こる環境の変化に対応できないと、結果的に、後々大きな損害を被る」

という危機管理にまつわる理論のこと。

この理論は、

「カエルはいきなり熱湯に入れると驚いて逃げ出すが、常温の水に入れて水温を少しずつ上げていくと逃げ出すタイミングを失い死んでしまう」

というつくり話が由来になったといわれています。

現代人の疲労もこの〝ゆでガエル〟と似て、気づかないうちに蓄積され、あとになって「うつ」のような大きな症状となって現れます。

そうならないためにも、可能な限り、睡眠時間を確保することが大切なのです。

睡眠に必要なのは「質」と「量」、どっち？

現代人で睡眠に関心のない人は、ごく少数派でしょう。

実際、昨今いろんなところから「眠れない」という悩みの声が寄せられているのを耳にします。

そのせいか、睡眠の「質」にこだわる人が非常に多い。

ネットやテレビなど、さまざまなメディアから情報を集めては、

「睡眠は深さがポイントらしいよ」

「眠れないときは睡眠導入剤を使ってもいいんだって」

「なかなか眠れないのは、日中の運動不足のせいかもしれない」

「寝る前は〝スマホ断ち〟したほうがいいみたい」


などと、〝上質な睡眠〟を模索するようです。

それ自体は悪いことではありませんが、多くの場合、情報に振り回されるだけで、たいした効果は得られません。

「質の良い睡眠を十分に取る」ことが強迫観念のようになって、

「いろいろ試したけど、あれもダメ、これもダメ。ちっともぐっすり眠れない」

と、〝眠れない感〟をいっそう強くしてしまうのです。

実際、最近の研究で、

「六時間睡眠の人と七時間睡眠の人とでは、七時間寝ている人のほうが元気がないケースがある」

ということがわかってきました。

なぜだと思いますか？

それは、**七時間睡眠の人のほうが六時間睡眠の人より、たくさん眠っているにもかかわらず〝睡眠不足感〟が強い**からです。

六時間睡眠の人は本来ちょっと睡眠不足だけれど「自分は十分寝ている」と思っている。一方、七時間睡眠の人は数字のうえでは十分寝ているのに、「自分は九時間寝ないとダメだ。二時間も足りない」と思っている。それで七時間睡眠の人は「もっと寝なきゃ」と不安になることで、かなりのエネルギーを消耗しているわけです。

何とも皮肉な話ではありませんか。

だからこの際、**睡眠に「質」を求めるのはやめましょう。**

どのみち〝うつの入り口〟――前述の疲労レベルで「二段階」にある人は、すでに睡眠の質が低下しています。「三段階」にある人なら、なおさらです。

「一段階」にあって、ぐっすり眠れたときの質をイメージして、「眠れない」と訴えても意味がありません。

睡眠は、もっと「ざっくり」でいい

まずは、

「いまはエネルギーが足りないから、ぐっすり眠れなくてあたりまえ」

と、不眠を気に病まない〝心の構え〟をつくってください。

その上で確保していただきたい理想の睡眠時間は、

九時間――。

まだ一段階に踏みとどまっている人は、八時間でもけっこうです。少なくとも「エネルギーが落ちない」よう、ケアすることができます。

とにかくエネルギーを充電するためには、ベッド（布団）で横になっている「時間」をきちんと取ることが何より重要です。

そうはいっても、時間に神経質になる必要はありません。

たとえばいままで夜中の十二時、一時まで起きていた人なら、一時間ほど前倒しして「ちょっと早く寝る」よう心がければいい。

起床時間によっては九時間に足りないかもしれませんが、日中の〝うたた寝時間〟をカウントしてもいいし、ほかの日にたくさん寝るなどして、

「一週間でならせば、一日九時間くらい」

といった具合に、一週間で帳尻《ちょうじり》が合うようにしてもかまいません。

また「夜中に三回、トイレで目が覚めて、眠れなかった」とか「頭のなかを心配事

がぐるぐる回って、ほとんど眠れなかった」といったことがあっても、その時間をマイナスしなくてOKです。

眠れなかった時間も含めての睡眠時間ととらえてください。

「眠れなかった」と思うだけで、心のエネルギーを消耗するので、このようにざっくりとした感じで睡眠をコントロールするのが一番です。

「今日も九時間寝た。睡眠時間はバッチリだ」

目覚めた瞬間に、そう自分にいい聞かせて起きる朝をかさねれば、やがて心身の疲れは軽くなっていきます。

「睡眠アプリ」の正しい活用法

昨今、日々の睡眠を手助けするアイテムとして注目されているのが、「睡眠アプリ」

です。

アプリの種類によって機能はさまざまですが、大抵のものは「睡眠時間」や「中途覚醒回数」を記録してくれたり、「睡眠の質」を数値化してくれたりします。

また最近では、「ポケモンスリープ」のような、ゲーム感覚で睡眠習慣を身につけられるアプリも注目されてきているようです。

こうしたアプリは、睡眠に意識を向け、長く寝るための「きっかけ」として活用するには十分価値のあるものだと思います。

ただここで気をつけてほしいのが、

「アプリ上のデータに一喜一憂しない」

ということ。

データが正確である保証もありませんし、何より、先ほど説明したように睡眠の

「質」を意識しすぎることは、睡眠において逆効果になってしまいかねません。

どんな質であれ、翌日、自分のパフォーマンスがある程度出ていれば、それでいいのです。

たとえば食事を今日一食取らなくても死なないように、睡眠も、

「今日ちょっと睡眠が悪かったから、めちゃくちゃパフォーマンスが悪い」

ということにはなりません。

逆にいえば、長いスパンで栄養バランスがある程度取れていればいいように、睡眠も長期的な視点から「ざっくり」と管理できればいいのです。

ですから、**短期的な質を追い求めるより、まずは自分の力でコントロールしやすい「量」に目を向けること。**

そして長期的に見て自分に支障がない程度の睡眠が取れれば、それで良しとすることが大切なのです。

とかく真面目な人ほど、睡眠の本などを買いあさり、「より良い睡眠」を探求してしまう傾向にありますが、そんな小難しい知識やテクニックは必要ありません。

ときにアプリなどを活用するのはいいですが、どんなときも睡眠の基本はただ一つ。

「睡眠は質より量」――。

これさえ意識できていれば、ほかは問題ではないのです。

第3章

「がんばらない仕組み」を、実践してみる

——できそうなことだけ、やればいい

A SYSTEM TO PREVENT YOU FROM WORKING HARD

あなたに必要な仕組みを「選択」する

これまでの1章、2章を通してみなさんは、「つい頑張りすぎてしまう」人間のメカニズムから、それに対処するための「休み方」に至るまで、さまざまなことを学んできました。

すでにみなさんは、これまでの「頑張り方」について自分なりに考え直し、新しい「がんばりすぎないマインド」を身につけつつあると思われます。

ただ真のマインドというのは、実践してこそ本当に身につくもの。

最後の3章では、実際に今日この日からみなさんが実践できる「がんばらない仕組み」をご紹介しましょう。

「がんばりすぎない」人の頑張り方

ここで重要なのは、**欲張ってすべての仕組みを実践しようとしないこと**です。

そんなことでは「がんばらないことを頑張る」という状態に陥り、1章に逆戻りになってしまいます。

あくまで、がんばらないための仕組み。

とにかく肩の力を抜いて、気楽に始めることが大切です。

今回は、**「仕事」「人間関係」「プライベート」**と、大きく三つの項目で仕組みを分けてみました。

そのなかから、自分に合いそうなものを二つ三つ選び、とりあえず実践してみる。

効果があると感じたなら、続ければいいし、自分には合わないと思えばやめてしまってかまいません。

そして工ネルギー不足を感じたら、2章に戻って「しっかり休む」。

理想は、意識せずとも正しい休み方ができるようになり、〝仕組み化〟の効果によって、エネルギー不足に陥ることを事前に回避できるようになることです。

そうなるまで、本書は何度も読み返していただいてかまいません。

人生に「バランス」を取り戻そう

〝人生でもっとも大切なのはバランスである〟と私は考えています。

頑張りすぎては心身に不調をきたすし、頑張らなさすぎるのも、退屈で、なんだか生きている心地がしません。

だからこそ、「頑張る」と「がんばらない」のギアチェンジを適切に行ない、ムリのない生き方を目指すことが必要だと思うのです。

そして本書の「がんばらない仕組み」は、あなたがそうした「バランス感覚」を取り戻す手助けをするためにあります。

また同時に、**「がんばらない仕組み」を実践する場合においても、「バランス」を意識することが非常に重要**になります。いうなれば、常に一〇〇点を目指す〝完璧主義〟ではなく、七〇点くらいのラインを目標にする〝最善主義〟的な考え方が必要になるのです。

ただ、こうした考え方を実践するにあたって、

「一〇〇点を目指さないようにしよう」

と考えるのは、あまり効果的ではありません。

「一〇〇点=良いこと」「一〇〇点を取れるに越したことはない」という前提がどう

しても脳裏をよぎり、無意識のうちに「頑張りすぎる」方向へと引っ張られてしまうからです。

ですから私は、

「七〇点以上は失敗だと思いなさい」

とよく伝えています。

またその一方で、

「三〇点以下も失敗ですよ」

といっています。

この二つをまとめたのが、**「七〜三バランス」**という考え方。

「ここまで頑張りたい」という理想の結果を「一〇」、現在の自分を「〇（ゼロ）」だと仮定し、「これから〇から一〇に向かって頑張っていく」というイメージです。

この考え方は、これから「がんばらない仕組み」を実践するみなさんにとって、一つの大きな指標になってくれることでしょう。

そしてこれは、日々の小さな目標やノルマにもあてはめて使うことができます。

たとえば「新規の営業先拡大のために、月曜日から金曜日の五日間、毎日三件の訪問営業を行なう」と目標を立て、その結果を次のように採点するとします。

・現在の自分は訪問営業ゼロ――〇点
・一日、三件の訪問営業をした――二〇点
・二日、三件の訪問営業をした――四〇点
・三日、三件の訪問営業をした――六〇点
・四日、三件の訪問営業をした――八〇点
・全日、三件の訪問営業をした――一〇〇点そうすると、理想は一〇〇点――「全日三件」だけれど、そこまで頑張ってはダメ。
週四日も八〇点のオーバーペースだから、頑張りすぎ。
かといって一日だけだと、〝さぼってる感〟に苦しめられるからNG。
そこから、

「週のうち二日から三日なら四〇〜六〇点だから、まあまあの合格ライン。調子が良ければもう少し頑張って、七〇点くらいの働きをしてもいいな」

というような〝頑張り度合い〟が見えてきます。

これから「仕組み」を実践していくにあたって、ぜひこの「七〜三バランス」を上手に活用してみてください。

「仕事」の仕組み化

——〝がむしゃら〟なだけでは、いい仕事はできない

仕事は困難なことの連続です。

とくに慣れないうちは、さまざまな業務を効率よくこなすことができずに落ち込んだり、組織内の〝暗黙の了解〟に困惑することも多々あるでしょう。

そんなとき、既存の書籍では「いかに生産性を高めるか」「いかにほかの人より先んじて結果を出すか」といった〝成功法則〟に主眼が置かれていました。

しかし、本書でお伝えしたいことはむしろその逆です。

「がんばらない仕組み」を駆使することによって、自分にブレーキをかけ、仕事のパフォーマンスが下がるような状況を防ぐ。

仕事の成果は、あくまでその先の〝結果〟として生じるものと考えます。

もちろん、仕事において「一生懸命に頑張る」ことや、「結果を出そうとする」心意気がダメなんてことは、まったくありません。

むしろ、仕事を**「正しく頑張り続ける」**ために、この先の仕組みを存分に活用してみてください。

1 「やらなくてすんだことリスト」をつくる

あなたは、日々のスケジュールをどのように管理していますか？

おそらく多くのビジネスパーソンが、毎日・毎週・毎月のスケジュールを「TOD

○リスト」という形で管理していることでしょう。

簡単にいえばこれは、「やるべきこと」をリストアップして、優先順位をつけて効率的にこなしていく、というスタイルです。

この方式なら〝取りこぼし〟がなくなりますし、「何から手をつけていいのかわからない」状態になることも防げそうです。

けれども、このやり方には一つ、大きな難点があります。

それは、「TODOリスト」が自動的に、「頑張る系システム」のスイッチをオンにしてしまうということです。

元気なときはそれでいいのですが、エネルギーが落ちているときにそれをやると、「やるべきこと」が大変な重荷になってしまいかねません。

また、わざわざリストアップしたタスクが一つでも達成できないと、

「この程度のノルマもクリアできないのか……」

「自分はなんて怠け者なんだ」

と必要以上に自分を責めることにつながってしまいます。

そこで私が提案したいのが、

「やらなくてすんだことリスト」

をつくることです。


たとえば、今日やろうと思っていたプレゼンの資料作成が、半分しか終わらなかったとしましょう。

普通は、「なんでこんなに時間があったのに、終わらせられなかったんだ……」と自分を責めたり、「なんとしてでも終わらせてやる」と残業をして無理やり終わらせるといった選択を取りがちです。

ですがこのとき、「やらなくてすんだことリスト」にこの終わらなかったタスクを入れてしまうのです。

すると、この資料作成というタスクは、「今日やらなくてはいけなかったこと」から「今日やらなくてすんだこと」に変わります。

そうすることで、「このタスクを先延ばしにできた」という事実を、ポジティブにとらえられるようになるのです。


また、こうして「やらなかったこと」をリスト化していると、

「これは別にやらなくてもいいことだな」という仕事の〝線引き〟が見えてきます。

その日のうちに〝絶対に〟終わらせなくてはいけない仕事というのは、案外少ないものです。必要なタスクに関しては、翌日以降リストから取り出して、期限までに終わらせれば問題ありません。


多くの人が、「やること」をリスト化し、なんとかそれをこなそうとしていますが、

そもそも「TODOリスト」なんて完璧にこなせなくて当然なのです。

前述のとおり、世の中の大半の人間は「エネルギー不足」にもかかわらず、そうした自分の状態を客観視することができていません。

そして「自分はもっと頑張れるはずだ」という幻想から、必然的に「ムリのある」計画をつくってしまうのです。そんな計画がうまくいかないのは明らかでしょう。

とすれば私たちは、**こうした〝計画倒れ〟を当然のこととして受け入れ、「いかにして計画を倒すか」ということに注力したほうが、よっぽど合理的**だといえます。

「やらなくてすんだことリスト」をつくるのは、こうした〝計画倒れ〟そのものを仕組みにしてしまう、ちょっとした魔法なのです。

「やらなくてすんだこと」をリストに入れたら、

「よくぞ、がんばらなかった！　ムリしなかった！」

と、その日の自分を存分に褒めてあげましょう。

2 「自分でやる仕事」と「人に任せる仕事」を仕分ける

一人で仕事を抱え込むタイプの人がいます。

「自分でやったほうが早くて正確」

「人に頼みごとをするのが苦手」

など、人によってさまざまな理由があるのだと思います。


いずれにせよ、一人で仕事を抱え込めば、当然忙しくなり、エネルギーを大きく消耗することになります。これが一時的な〝やせガマン〟ですめばいいのですが、なかなかそうもいきません。

というのも、多くの人は、「任せる」ことによるメリットよりも、それによって生じるであろうさまざまなデメリットやリスクを数え上げてしまい、〝やせガマン〟の状態を続けてしまうからです。

とくに疲れがたまり、二段階に差しかかろうかという状態になると、いっそう人に任せられない状態に陥ってしまいます。

なぜなら〝自責の念〟が強くなり、「自分の能力が低いために、人に大変な思いをさせられない」と思うようになるからです。「この仕事、手伝ってくれない？」のひとことをいうのが、非常に難しくなるのです。

また、思考がうまく回らなくなっているため、「誰に、どの仕事をどのくらいの量、任せていいのか」を適切に判断することもできなくなります。

だからこそ私たちは、エネルギーが十分なうちに「人に任せる」仕組みをつくっておくことが必要なのです。

どうするかというと、やるべきタスクを整理する際に、**「絶対に自分でやらなくてはいけない仕事」と「人に任せてもいい仕事」を仕分けるクセをつける**のです。

これがあたりまえになると、まず、「仕事は自分一人で完遂しなくてはいけない」という思い込みから自分を解放することができます。

「人に任せる」という選択肢を持つことが、最初のスタートラインです。


これだけでも大きな前進ですが、仕分けた仕事を実際に「任せる」には、それなりの「慣れ」が必要になります。「人に仕事を任せる」というのは、簡単そうでいて、じつはとても複雑で難しい作業なのです。

この〝スキル〟をマスターするには、**「一日一つ、誰かに頼みごとをする」**など自分でルールを決め、元気なうちに「人に任せる練習」をしておく必要があります。

そうはいっても、なんでもかんでも人に任せればいい、というわけではありません。

ここでは、「人に任せる練習」をする際の三つのポイントをご紹介しましょう。

①「簡単な作業」は任せない

人に任せるのは、たとえば「荷物移動」といった簡単な作業のほうがいいように思うかもしれませんが、逆です。

「誰でもできる仕事だから、自分がやらなくてもいいよね。評価につながらないし、人に振っちゃえ」

といった気持ちが透けて見えるからです。

どうしても手いっぱいのときは仕方ありませんが、「人に任せる」というのは「雑務を押しつけることではない」ということを肝に銘じておいてください。

②「任せる前」に教える

仕事を任せる際は、その仕事にはどういう目的があるのか、どういうやり方がいいのか、どういう結果を求めているのかなどを、丁寧にレクチャーすることが大切です。

何も説明せずに丸投げしたのでは、任せられるほうも真面目に取り組む気持ちになれませんし、当然結果も期待できません。

「任せる以上は結果に責任を持つ」というのは、人に頼みごとをする際の最低限の条件といえるでしょう。

③その仕事が「得意な人」に振る

任せる相手は誰でもいいわけではありません。

自分の苦手な仕事を振られても、相手は困惑するだけでしょう。

それよりも得意な仕事を振ってあげたほうが、相手は喜びます。自分のことを理解し、評価してくれていると感じるからです。

ベストなのは「自分の苦手な仕事を、得意な人に任せる」こと。お願いする際、「私は苦手でね。得意な君にぜひ担当してほしい」

などとひとこと添えると、なおいいでしょう。

以上、三つのポイントを踏まえて、普段から「人に任せる」練習をしてみてください。一人でたくさんの仕事を抱え込んで疲れをためなくなることで、二段階に進むリスクを回避できます。

加えて、もし仮に二段階に進んだとしても、人に任せることが〝仕組み化〟できていれば、そこで疲労をせき止められる可能性が高まります。

「仕事を人に任せる」というのは、リーダーにとっても必要不可欠な能力。若いうちからトレーニングしておいて損はありません。

3 「結果」ではなく、「プロセス」に点数をつける

「世の中は結果がすべて」というふうに考えている人がいます。

たしかに、どんなに努力しても結果がともなわなければそれは無意味に思えるし、結果を出していない人の言葉には説得力がないというのも事実です。

ただ、「結果」ばかりに目を向けるのは、あまり合理的とは思えません。
「結果」をストイックに追い続けるうちに、つい頑張りすぎてしまい、体をこわしたり、むしろパフォーマンスを下げてしまう危険があるからです。
またそうしたケースでは、総じて「結果が出なかった」ことに対して過剰にショックを受けることになります。そのことが、さらにあなたからエネルギーを奪っていくのです。

そうはいっても、人はどうしてもわかりやすい「結果」に着目してしまうもの。であれば私たちは、「プロセスに目を向ける」クセをあらかじめ身につけておく必要があるといえます。

具体的な方法としては、何か努力や創意工夫したものに対して、

「そのプロセスを〝点数化〟する」

ようにするのです。

たとえば、テニスをやっている人が、二大会連続で一回戦負けをしてしまったとしましょう。その際、「また一回戦で負けてしまった……」と振り返るのは、あまり得策ではありません。それよりも、

「サーブの成功率が前回より上がったな。前回のサーブが五〇点だとしたら、今回は七〇点くらい。次は八〇点を目指そう」

というふうに考えるのです。

結果としては同じ「一回戦負け」ですが、そこに至るまでの過程までまったく同じということはありえません。

「テストの点数」のように、「結果」というのは勝手に他者が点数や優劣をつけるものですが、その「プロセス」に点数をつけられるのは、あなたしかいません。

自分への評価の仕方を変えてみることで、気づけることはたくさんあるのです。

4 「反省」を仕組み化する

人間というのは、過ぎてしまったことに対して必要以上に心を悩ませたり、自己嫌悪に陥ったりする生き物です。

「あのとき、こうしていれば……」
「やっぱりこっちの選択のほうが良かったかも……」
「どうしてあんなミスをしてしまったんだ……」

このように**過去にとらわれ、ムダに時間とエネルギーを消費してしまう**のです。

こうしたことが〝合理的ではない〟と頭ではわかっていても、過去の記憶から抜け出せず、自分を責めるのをやめられないのが人間というもの。

とくに自分に〝ダメ出し〟をするクセのある人は、自分が思っている以上にエネルギーを消費している可能性があります。

そんな人のために、ここでは自衛隊でも使われている「三、一、今後」――通称「サ・イ・コー」という、自分で自分を励ますトレーニングをご紹介しましょう。

具体的には、自分のことを責めそうになったとき、

良かったところ、三つ

悪かったところ、一つ

今後の改善点、一つ

を挙げて、自分を前向きに評価し、自分にOKを出す、というものです。

自分に〝ダメ出し〟をするクセのある人は、悪かったところばかりに目を向ける節

があります。放っておくと、悪いところばかりいくつも数え上げるので、まず一つに絞ってしまう。そこがミソです。そして最後に、その悪かったところに対して改善策を挙げることで、前向きに評価を終えることができます。

たとえば「結果を出せずに、やけ酒をあおってしまった」とします。「良いことなど何もない」と思うかもしれませんが、三つくらいなら何とかひねり出せそうです。

良かったところ

・やけ酒につき合ってくれた同僚のやさしさが身にしみた
・結果を出せない人のつらさがわかった
・改善するべき課題が見つかった

悪かったところ

・目標を高く設定しすぎた

今後の改善点

・下手に背伸びせず、低めに思えるくらいの目標を立てるようにする。それで簡単にクリアできたら、少しずつ上げていく

こうした具合に、**「反省」という行為そのものを自分のなかで仕組み化してしまうこと。**それによって、過去を必要以上に振り返ったり、自分を責めたりすることによって生じていたエネルギーの浪費を抑えることができます。

慣れてくれば、仕事でミスしたときや、人間関係でイヤなことがあったときなど、自分に〝ダメ出し〟をしそうなときに、その場ですぐに実践できるようになります。気持ちが整理され、自分を追い詰めなくてすみますよ。

5 「PDCAサイクル」よりも、「OODAループ」を活用する

新しい仕事や苦手なことを前にすると、やる前から「うまくできないんじゃないか」と不安になりますよね？

ただ人間には、どんなに不安を感じることでも、「やってみたら、感覚が変わる」という習性があります。

ことわざでいうなら、「案ずるより産むが易し」。

ですが多くの人は不安が先行してしまい、先回りして失敗を避けるように緻密な計画を立てようとします。「いつまでに何を、ここまで達成する」という目標を細かく設定し、定めたデッドラインを破らぬよう必死に頑張ろうとするのです。

その象徴的な手法の一つが、みなさんにも馴染みのあるであろう、**「PDCAサイクル」**です。

改めて説明するまでもないかと思いますが、念のためにどういうものかまとめておきましょう。

「PDCAサイクル」とは、各種業務のプロセスなどを管理・改善する手法の一つ。

具体的には、

- **P**lan(計画)
- **D**o(実行)
- **C**heck(評価)
- **A**ction(改善)

という四段階の活動を回していくことを意味します。

見るからに「自分を頑張り続けるように仕向ける」ための手法だと思いませんか?

しかも多くの場合、必死に自分にムチを打ってなんとか達成できそうなところをゴールに設定してしまうのです。

ゆえに「TODOリスト」のときと同じで、「PDCAサイクル」によって立てられた計画も、〝倒れる運命〟にあります。

もしあなたがいま、「PDCAサイクル」をつくって走り続けようとしているなら、ちょっと立ち止まって、**「脱・PDCAサイクル」**という選択肢を考えてみるときかもしれません。

そこで私が「PDCAサイクル」の代わりにおすすめしたいのが、**「OODA（ウーダ）ループ」**という手法です。「OODA」とは、

・**O**bserve（観察）
・**O**rient（方向づけ）

・Ｄｅｃｉｄｅ（決断）
・Ａｃｔ（実行）

という四段階の活動を意味しています。

プランから始まる「ＰＤＣＡ」サイクルと違って、「ＯＯＤＡ」ループのファーストステップは「観察」。「いま、どういう状況なのか」「社会や環境はどんなふうに変化しそうか」といったことを観察します。

次に「だいたいこんな感じだな」というところを把握し、方向性を決めます。

このとき、手間と時間がかかるので、詳細なデータを取る必要はありません。ざっくりした情報をもとに、直感で探る感じでＯＫです。

そうして方向性が決まったら、「これでいこう」と決断し、実行します。

その後は進みながら、また「観察」に入ります。規定の路線が現状にそぐわないものになっていないかを、チェックしなければならないからです。

このOODAループを使う最大のメリットは、**あらかじめ目標や方向性を決めていなくても……というより、決めていないからこそ、状況に応じて迅速に行動したり、臨機応変な対応を取れたりする**ところにあります。

なんとなく行き当たりばったりのようで不安かもしれませんが、いまは変化が非常に速い「予測不能の時代」です。いくら時間をかけて綿密な計画を立てても、状況は目まぐるしく変化し、すぐに使えなくなる恐れがあります。

それよりも、変化することを「あたりまえ」ととらえ、必要最低限の情報で動き出したほうが、結果的にムダなエネルギーを消費せず、目標に近づくことができるでしょう。

じつはこの手法、実際に自衛隊でも活用されています。

自衛隊では〝戦術〟といって、あらかじめ攻撃と防御の計画を立てます。

ただし、相手の行動を入念に予測し、綿密な計画を立てるということはしません。

たとえば、

「平野を突き進んで、あの山に陣取れば、非常に有利に戦える。しかし途中で、敵に待ち伏せされたら困る。かといってこっちの進路を取ると、あちらから攻撃される恐れがある。天候によっては、あちらに進路を取るほうがうまくいきそうだ」

など、将棋で先の先のずーっと先の手を読むように考えていたら、〝始めの一歩〟がなかなか踏み出せなくなってしまいます。

ですから、細かいことや長期的なことは考えずに、半ば勘で「A地点を目指せ」などと、〝最短の目標地点〟を決めてしまうのです。これなら、大量の輜重《しちょう》（軍需品）を抱えた部隊も動きやすいですよね。

それでも「相手が攻撃してきたらどうする?」という不安は残りますが、あとは**「走りながら計画をどんどん変えていけばいい」**という考え方です。

もともと敵がどう出るかは、こちらが動いてみなければわかりません。進む過程でどんなアクシデントに見舞われるかもわからないし、向かった先の〝現場〟だって行ってみなければどんな状況かわかりません。

それなのにいつまでもスタート地点にとどまって、ああでもない、こうでもないと計画を立てるなど、エネルギーの〝ムダづかい〟。

そのときどきの直近のゴールに到達してから、周囲を見回し、その状況に応じて動いたほうがよっぽど合理的なのです。

6 「記録」と「リマインド」をセットにする

指示されたことや約束事、予定などを記憶だけに頼っていると、うっかり忘れたり、間違えたりすることが増えるものです。

しかも頭のなかはぐちゃぐちゃするし、覚えておくためにムダにエネルギーを使うので、少しずつ疲労がたまっていきます。

ここを〝省エネ化〟するには、**「自動的にやるべきことを思い出せる仕組み」**をつくっておくのがいいでしょう。

スマホのアラーム機能をはじめ、リマインダーアプリやカレンダーアプリなど、現代のデジタルアイテムを活用すれば、それが可能です。

たとえば、会議の日時や、締め切りの期日などが決まっているものについては、アラームで知らせてもらうよう設定しておく。とくに重要な案件については、ピン留めして、その日時がくるまで常時見えるようにしておく。こんな具合に、自分の使い勝手に応じて上手に活用するといいでしょう。

あらかじめリマインドの宛先や日時等を設定しておけば、「忘れてないかなあ」と心配したり、「確認しておいたほうがいいかなあ。いつ確認しようかなあ」と悩んだりするストレスを軽減することもできます。

ここで大切なのは、**これを「予定が確定した」段階で行なう**ということです。でないと「予定を忘れないためにリマインドをする」という行為を忘れかねません。ですから、予定を「記録」したら、即刻自分なりの「リマインド」システムにそれを流し込むこと。それがこの仕組みの〝キモ〟なのです。

人は疲労が蓄積し、うつっぽくなると、記憶力がものすごく低下します。

さらに二段階に進むと、頭がほとんど働かなくなります。「記録とリマインドをセットにする」この仕組みはその予防策であり、そういう状態になったときの対応策でもあるのです。

ちなみに自衛隊では、日ごろから隊員たちに**「メモと復唱」**を励行させています。これが、エネルギーならびに思考力が低下した緊急時に対応を間違えないトレーニングにもなるからです。

戦場に出たら、隊員は全員が二段階になります。

それほどのストレスがかかるのです。

そういうときでも「メモと復唱」を自動的に行なうことが仕組みになっていると、上官の指示を正しく理解する、あるいは伝達することができます。

復唱というとアナログに感じるかもしれませんが、記憶を定着させるにはとてもいい方法です。

「指示した・されてない問題」を減らすためにも有効でしょう。

7 「ひと休み」を戦略的に取る

休みというのは、〝戦略的に〟取るものです。

単に「できるだけ残業を減らす」とか「有給休暇をしっかり取る」など、なんとなくの取り決めではあまり意味がありません。

エネルギーを低下させないよう、疲れをためないよう、それぞれの〝エネルギー事情〟に合わせて、戦略的に休む。

そういう仕組みづくりをするのがベストです。

そうはいっても、いきなり長期的な休みの計画を立てるのは少々ハードルが高いですし、外的な要因などで「結果的に有給を取れなかった」といったケースもあるでしょう。

ですからここでは、もっと〝ミクロな視点〟での休み方について考えてみましょう。

ここでのミクロな視点というのは、昼休みや仕事中の隙間時間といった〝ちょっとした時間〟で、「どうひと休みを取るか」ということ。

これに関しても、自分なりのルールを決め、仕組みをつくっておくことで、

「どんなに忙しくても、最低限のエネルギーは確保する」

ということができるようになります。たとえば、

「昼休みは、必ず五分仮眠を取る」
「一時間に一回は、必ず席から立ちリフレッシュする」

など、方法はさまざまです。

休み方のスタイルは人によって異なりますから、自分に適したものを探しておくといいでしょう。

ささいなことだと思われるかもしれませんが、なんとなく休むのと、こうして意識的に休むのとでは、長期的な視点で見ると〝雲泥の差〟が生まれます。

それほど、「正しい休み方」を実践できている人は少ないのです。

とにかくみなさんにお伝えしたいのは、

「疲れたら休もう、では遅い」

ということ。

なぜなら「疲労感」というのは、数カ月単位で「感じない」ことがあるからです。

空腹感にも似たところがありますよね。心配事があったり、疲れ切っていたりすると、あまり「お腹が空いた」と感じませんから。

またお腹が空きすぎて、一周回って「お腹が空いていないように感じる」というのも、誰しも一度は経験があることでしょう。

でもだからといって、あまり食べないでいると、当然、いずれ栄養失調になります。

疲労も同じです。

疲れを感じないからといって、休みなく働き続ければ、体調は確実に悪化します。

たとえば自衛隊員は災害派遣のときなど、目の前のタスクに夢中になるあまり、まったく疲れを感じなくなることがあります。放っておくと、たとえ数カ月間休みなしでも、一日中フルスロットルで活動し続けてしまうくらいです。

けれどもそんなことをしていたら、やがて何かのきっかけで緊張の糸が切れ、心身の状態がガクンと落ちます。

そうならないためにも、隊として、活動計画に休みを組み入れることが必要なのです。

実際、自衛隊では活動のスパンを最長三カ月に制限しており、隊員たちには細かく「ひと休み」を取らせるようにしています。

こうした休みの重要性は、自衛隊に限ったことではありません。

一般的な仕事でも同じ。会社に制度がなくとも、自分のなかで、

「疲労を感じていなくても、定期的に休む」

という仕組みをつくることをおすすめします。

イメージ的には、マラソンの給水ポイントのようなものですね。あるいは猛暑日の水分補給といったほうが想像しやすいでしょうか。
「喉がかわいたら、水を飲む」のではなく、たとえば「一時間に一度は水やお茶を飲む」などと決めておかないと、「気がついたら熱中症になってしまった」なんてことになりかねません。

だからこそ、休みは戦略的に。
これだけでも、普段の仕事がだいぶラクになるはずです。

「人間関係」の仕組み化
――自分が"コントロールできること"に集中する

続いては、「人間関係」にまつわる仕組みについてご紹介します。
ただ、はじめに肝に銘じておいてほしいことは、

「人間関係というのは、システマティックなものではない」

ということです。
何をあたりまえのことを、と思われるかもしれませんが、仕事術・コミュニケーション術などの書籍を好んで読む人のなかには、

「テクニックさえあれば、人間関係は思いどおりにいく」

と勘違いしている人が少なくありません。

人間関係というのは、テクニックだけでどうにかなるものでもなければ、特定の「法則」にしたがえばうまくいく、などといった単純なものでもないのです。


とはいえ、何とかして人間関係の悩みを減らし、円滑な人づき合いをしたいという望みは、誰しもが抱くものでしょう。

では、一体どうすればいいのでしょうか。

心理学者のアルフレッド・アドラーは、

「人間の悩みはすべて対人関係から生じる」

と述べた上で、「課題の分離」という概念について言及しています。

「課題の分離」とは、

「コントロールができない他人やその問題に手出しするのではなく、自分がコントロールできることに集中してはげみなさい」

という考え方のこと。

「他人の課題」と「自分の課題」を区別し、別物としてとらえるのです。

仕組み化においても、まさに同じことがいえます。

他人を完全にコントロールすることはできませんが、人間関係による悩みや負担を少しでも減らすような「準備」をしておくことはできます。

こうしたマインドを持った上で、これから紹介する仕組みを試してみてください。

1 「相談窓口」を確保しておく

「悩みごとがあったり、気分が落ち込んだりするとき、あなたは誰かに相談しますか？」

そう問われると、エネルギーが低下していない一段階の人は、九割が「イエス」と答えます。

理由は、**「相談したら、何かしらいいことがあるから」**。

人に話すことで胸のモヤモヤが晴れたり、いいアドバイスをもらって苦境から立ち直れたり、共感してもらえて気持ちがラクになったりするのでしょう。

たしかに悩みごとを一人で抱え込むと、下手したらズブズブと〝うつの沼〟にはまってしまいます。そうなる前に誰かに相談したほうが、その沼からいろいろな形で引き上げてもらえる可能性が高いといえるでしょう。

ところがエネルギーが低下してくると、気軽に相談することができなくなります。

さまざまな不安が、胸にふつふつと湧き上がってくるからです。

「相談されたほうも困るんじゃないか」
「暗くてうっとうしいヤツだと思われるんじゃないか」
「弱みにつけ込んで、いじめられるんじゃないか」
「そもそも話を聞いてもらえないんじゃないか」

疲労が二段階くらいになると、このように人間不信を感じたり、何に対しても疑心暗鬼になったりすることが多くなるのです。

実際、うつ状態が進み、本気で死にたいと思ったことのある人に「誰かに相談しましたか?」と問うと、七三・九%が「相談しなかった」と答えています。

また一年以内に自殺未遂をした経験のある人に同様の質問をすると、五一・一%が「相談しなかった」といいます。

これらのデータからわかるのは、

「気分が落ちてからでは遅い。元気なうちに、いろいろな〝相談窓口〟を確保してお

く必要がある」

ということです。方法は、おもに三つあります。


一つ目は、**気の合う人がいたら、常日ごろから互いに助け合ったり、相談し合ったりしながら関係性を深めておく**ことです。

そうして迷惑をかけるのが〝お互いさま〟の状況をつくっておくと、落ち込んだときにも相談しやすくなります。


二つ目は、**カウンセラーの人とつながりを持っておく**ことです。

もちろん誰でもいいというわけではなく、〝頑張れ系〟のカウンセラーはNG。支援者であろうとするあまり、落ちている気分を無理やり上げさせようとする傾向があるからです。

必要なのは〝別人化〟、つまり気分が落ちて、いつもの自分ではなくなっていきそうなところを軌道修正するべくサポートしてくれるカウンセラーです。

そういった人から**「〝がんばらない〟という選択肢もあるよ」**と提示してもらうだけで、ずいぶん気がラクになります。

世間一般、〝頑張れ系〟のカウンセラーが多いので、スポーツのコーチのように「頑張れ、頑張れ」と煽るタイプかどうかを見極めることが大切です。

そして相性が合わなければ、別のカウンセラーを探しましょう。

それこそガマンして、合わないカウンセラーに相談する必要はありません。悩みが深まるだけですからね。

三つ目は、**SNSで、コミュニティをつくっておく**ことです。

これは少し意外に感じた人もいるのではないでしょうか。

たしかに本書ではSNSのネガティブな側面について触れてきましたが、使い方によってはSNSのコミュニティも、大切な「相談窓口」になりえます。

SNSのコミュニティは、気軽に相談できる人が周りにいなかったり、カウンセラーに頼るほどの状況ではない、という人にとって非常に有効です。

また、相談相手がいる人であっても、ネットのほうが対面より悩みを打ち明けやすいというケースもあるでしょう。

もちろん、リスクが〝ゼロ〟ということはありません。

ネットのコミュニティというのは、不用意に入ると、〝叩かれる〟危険があります。気分が落ちているときにそんな目に遭ったら大変です。

ですから、**元気なときにいろいろなコミュニティをのぞきながら、「自分を温かく迎え入れてくれるコミュニティ」を見つけておく**といいでしょう。

以上、これら三つのアプローチを参考にして、気分が落ちたときに備えて、自分に合う「相談窓口」を育ててみてください。

事前に相談できる〝仕組み〟を自分なりにつくっておき、身の危険や異常を感じたらすぐに相談するようにする。

これだけで解決できる問題は意外と多いものです。

2 断るときの「基準」をつくっておく

振られた仕事や頼みごと、または周りからの誘いなどを、なかなか断れない人がいます。

「仕事」の場面であれば、思い切って〝ドライ〟に断れることでも、身近な人間関係から発生するちょっとした頼みごとや遊びの誘いなどとなると、急に断れなくなってしまう、という人も少なくないでしょう。

そうした人は、「大切な友達だから」とムリして頼みを聞いてしまったり、一度誘いを断ったら「ノリが悪いヤツ」と思われ嫌われてしまうのではないか、といろいろ考えすぎてしまうのかもしれません。

とはいえ、ムリな頼みごとを毎回引き受けたり、行きたくもない誘いにつき合い続ければ、ムダにエネルギーを消耗し続けることは明白です。

ただ頭ではわかっていても、いざそのときになるとついつい「YES」といってしまうという人も多いはず。

そんな人にやってみてほしいのが、

「あらかじめ、断るときの基準をつくっておく」

ということです。

たとえばですが、

「二次会には絶対に行かない」

「お金の貸し借りに関することはハッキリ断る」

「初対面の人からの頼みごとは受けない」

など、あらかじめ自分なりのルールをつくっておけば、いざそのときになっても、適切な判断ができるようになります。

ただ、自分にとって「特殊なケース」というのもあるでしょうから、明確に線引きができるなら多少例外をつくっても大丈夫です。

例を挙げるとすれば、「二次会は基本的に行かないが、高校の同期と飲むときは別」といった具合でしょうか。ただ、あまり例外をつくりすぎると、この仕組みの意味がなくなってしまうのでご注意を。

コミュニティなどによって多少の〝ユレ〟は許容しつつも、大まかな〝軸〟となるルールはしっかりつくっておき、仕組み化しておく。とにかくこの姿勢が大切です。

しかし「断る」と決めても、「断り方」がわからなかったり、なかなか「断らせてもらえない」という場合もあるでしょう。これはどちらかというと、ビジネスの現場などで多いケースかもしれません。

であれば、ある程度〝お断りの決まり文句〟や〝お断りの作法〟を準備しておくことも必要になります。あくまで、**先に「断る」と決めた上で、〝後づけ〟でどうお断りするかを考える**ことが重要です。

使い勝手のいい決まり文句は、こんな感じでしょうか。

「あいにく○月まで立て込んでまして、その後でよろしければお引き受けできます」

「かなりお時間をいただくことになりますが、お待ちいただくのも心苦しいので、今回はご縁がなかったということでお願いします」

「体調がすぐれないもので、とても残念ですが、ご辞退させていただきます」

こんな具合に、ある程度のテンプレートに沿って、丁重に対応しましょう。

また断りにくい項目の筆頭といえば、「飲み会」でしょう。

もちろん飲み会自体は、親睦《しんぼく》を深めたり、情報交換をしたりする上で、とても意義深いものです。そんなに苦痛でなければ、積極的に参加することをおすすめします。

ただ、「飲み会が苦痛で仕方がない」という人も、もちろんいるはず。

とくに「二次会」以降になると、あまりお酒が得意ではない人や、酔っている人のテンションについていけない人は、非常につらい時間を過ごすことになります。

「つき合いの悪いヤツ」と思われることを危惧して断りにくい気持ちもわかりますが、むしろイヤイヤ参加するほうが、場の盛り上がりに水を差すというもの。

ゆえに、適切に「お断りする」ことが必要になります。


かくいう私も、二次会には参加しません。

「行かないんですか?」と問われたら、「二次会はウチ。寝るのが大好きなんだよ」と、冗談っぽく答えるようにしています。

こうすると私の場合、それ以上誘われることもなく、笑って解放してもらえます。


エネルギーが落ちてくると、「断ったら、嫌われるんじゃないか」など、デメリットばかりイメージしがちになります。

ですから、これも仕事を断るときと同じで、元気なときに「断り方の練習」をしておくといいでしょう。たとえば、

「さっき、猫から早く帰ってこいって、LINEがきたんですよ」

「観なきゃいけない録画がたまっているから、夜は忙しくて」

「いい月夜なんで、洗濯物がよくかわきそうだから」


など、ジョークを三つ、四つ、用意しておくと、すんなり断りの文句が出てきます。

また断りの文句に限らず、飲み会での会話でも何か一つ、二つ、インパクトのある〝笑えるネタ〟を用意しておくと、苦手な宴会も楽しく乗り切れるはず。

こうした準備が、結果的にあなたの人生からムダをそぎ落としてくれるのです。

3 会話に「ABC法」を取り入れてみる

ちょっとしたコミュニケーションの行き違いで、イライラしたりモヤモヤすることって多いですよね。

なかでもたちが悪いのが、「良かれと思った行動や気づかい」が相手に正しく届かず、ケンカや揉めごとに発展してしまうケースです。


たとえば部下が冷たいお茶を出してくれた、とします。

自分としては、本当は常温のお茶がいい。

そもそも冷たいお茶を飲む習慣はないし、しかもこんなに寒い日に冷たいお茶なんて選択肢はない。そう感じたら、文句の一つもいいたくなるかもしれません。

ここで感情的になってしまい、

「どうして冷たいお茶なんか出すかなあ。知ってるでしょ、私はいつも常温のボトルに決めてるんだよ。前にもいったよね」

などといえば、当然、コミュニケーションが成り立ちませんし、二人の関係も悪化してしまうでしょう。

こうした事態を防ぐために、私は**「ABC法」**というコミュニケーション術を取り入れることをおすすめしています。

この方法では、相手の対応に「ノー」をいうときに、怒りから入るようなことはしません。


まず「A」。何についてお願いするのか、主題を明確に示します。

この場合は、

「冷たいお茶のことなんだけどね」

と最初に切り出します。


このひとことで、「あなたのことをいってるんじゃないよ。お茶のことでちょっといいたいことがあるだけですよ」ということが伝わります。

相手も「あ、お茶のことか」と、攻撃の矛先が自分に向かっていないとわかり、気持ちがラクになります。

その上で、たとえば、

「いろいろ配慮してくれたと思うんだけど、私はちょっと冷たいお茶が苦手でね。お腹をこわしちゃうんですよ」

と、相手の配慮に感謝するとともに、「でもごめん、自分が望んでいるものではない」ということを示します。これが「B」です。

おそらく相手は、自分の配慮が受け入れられたことに安堵しながらも、「温かいお茶をいれなきゃ。お湯をわかさなくちゃ」と焦るかもしれません。

そこでもうひとこと——代替案として「C」を提示します。

「常温のボトルがあると、ありがたいな。次からは常温でいいよ」

こうして具体的な解決策まで示してあげると、お願いしたいことがコンパクトに伝わります。

わかりやすい例としてお茶を出しましたが、相手の対応に改善をお願いするときはこの「ABC法」を取り入れることをおすすめします。

まとめると、

「まず主題（A）を示し、相手の対応に感謝した上で、こういう理由でこうしてほしい（B）と述べ、最後に具体的な解決策（C）を示す」

というスタイルです。

コミュニケーションに〝絶対のテクニック〟は存在しませんが、こうした〝型〟を事前に持っておくことで、お互いムダに感情を揺さぶられる回数を減らすことができるのです。

ぜひ活用してみてください。

4

怒りを〝点数化〟してみる

みなさんは、最近何かに怒りを覚えたことはありますか？

怒りという感情はとてもやっかいなもので、すぐに鎮静化《ちんせいか》できないと、その後もイライラが続いてムダにエネルギーを消費したり、関係のない行動にも悪影響を及ぼす恐れがあります。


そしてそれは、人間関係で生じた怒りならなおのこと。

ちょっとした怒りからケンカに発展して関係性が悪化したり、コミュニティの雰囲気を悪くしてしまったりする恐れがあります。

ですから、「怒りが発生したときにどう対処するか」ということも、あらかじめ仕組み化しておくことが得策といえます。

そこでポイントになるのが、**「怒りの点数化」**です。

採点は、「自分がこれまでの人生で一番怒ったときを十点として、今回の自分の怒りは何点になるか」を基準に行ないます。

そうすると、「一番怒ったのはいつだったかな。ああ、あのときか」と思い出し、当時の状況がよみがえってきます。

たとえば、

「取っ組み合いのケンカになったっけ」

「すごい罵り合いになったな」

「思わず机を蹴り飛ばしたな」

といった具合です。

そうして思い出している間に気持ちが落ち着いてきて、だいたいの場合、

「いやあ、あのときの怒りはこんなものじゃあなかったな。今回の怒りなんて、せいぜい五点くらいのものだな」

といったラインに落ち着きます。

もちろん点数がさほど落ちない場合もあるでしょう。

それでも一〇点を超えることはまずありません。

それに七点とか八点とか、けっこうな〝高得点〟であったとしても、点数化する意味はあります。**あれこれ考えて、点数をつけている間に、確実に感情をクールダウンさせることができる**からです。


こうして採点することを「怒りの感情をコントロールする仕組み」に取り入れると怒りを長引かせることはなくなります。

ネガティブな感情に支配されて、心を疲弊させる度合いも減少するでしょう。

5 「七つの視点」で怒りを根絶やしにする

怒りの感情のやっかいなところは、いったん勢いを弱めることができても、何かのきっかけで〝再燃〟しやすいことです。

次に相手の顔を見たときに、「やっぱり許せない」と怒りを新たにしたり、似たようなことが起きたときに「またか。あのときもそうだった」と過去の怒りを蒸し返したり、親しい人にグチをこぼしながら怒りがぶり返したり……。

先の〝点数化〟によって、その場でひとまず怒りを鎮《しず》めることはできますが、長期的な視点に立つと、根本的な解決になっているとはいえません。

〝怒りの炎〟というのは、火種をちゃんと消しておかないと、いつまでもくすぶり続けるものなのです。

そうならないように、できればその日のうち、遅くとも数日以内に、怒りを覚えた出来事を「七つの視点」でとらえ直してみましょう。怒っているときは周りが見えなくなりがちなので、さまざまな視点から考えてみることがポイントです。

たとえばあなたが「部下が上司である自分の指示を無視して、勝手に仕事を進め、思うように数字が上がらなかった」ことに怒ったとしましょう。

その際に考えられる「七つの視点」は、以下のようになります。

①自分視点

・私は何に一番傷ついた？（例：指示を無視されたこと、部下の反省のない態度）

・私は疲れている？（例：残業が続いている、寝不足だ、気疲れが多い）

・相手が嫌い？（例：相性が悪い、自分が嫌われているように感じる）

・私がいったこと、したことは正しい？（例：思い込み・偏見があったように思う）

②相手視点

・相手は何をしたかった？（例：私の指示どおりにしようとした、自分のやりたいように行動した、期待されている以上の数字を上げたかった）

・相手には何か不満や不安はあった？（例：もっと高度な仕事をしたい、相応に評価されていない、仕事量が多すぎる）

③第三者視点

・ほかの人に自分はどう見えている？（例：いつもは穏やかな人なのにどうしたのかと不思議がられている、またかとあきれられている）

④宇宙視点

・宇宙から見たら自分はどう見える？（例：点にしか見えない、地球人に見える）

⑤時間視点

・（たとえば）一カ月後、部下との関係はどうなっている？（例：ぎくしゃくしている、良好になっている、取り立てて変化はない）

・（たとえば）三年前、自分は部下と比べてどうだった？（例：もっとしっかりしていた、あれほど仕事はできなかった、上司にいいたいこともいえなかった）

⑥感謝視点

・相手に感謝できるとすれば、どんなこと？（例：自分にはない発想をするところ、

いろいろ気配りしてくれるところ）

⑦ユーモア視点

・この出来事を笑いのネタにするとすれば？（例：部下が〝指示スルー〟してくれるおかげで、ＬＩＮＥの〝既読スルー〟には打たれ強くなったよ）

少々面倒かもしれませんが、これをやっておくと、怒りの対象への意識が薄れ、何かにつけて怒りが再燃するようなことはなくなります。

「怒りの点数化」とあわせて、ぜひやってみてください。

「プライベート」の仕組み化
——休み方にも〝コツ〟がある

最後にご紹介するのは、「プライベート」にまつわる仕組み化です。

とかく私たちは、「仕組み化」や「習慣化」といった言葉を聞くと、仕事や勉強、スキルアップといったことに関連づけてしまいがちです。

そうしたことに意識を高く持つのは悪いことではありませんが、じつは**「プライベート」や「休日」においてこそ、仕組み化は大きな力を発揮します。**

というのも、2章で述べたとおり、多くの人は「正しい休み方」が実践できておらず、エネルギーが不足した状態で無理やり日々の仕事や業務を頑張ろうとしているからです。

まずは、しっかり休んでエネルギーを回復させること。

そしてそのためにも、プライベートにおいて有効な仕組みをつくっておくことが必要になります。

そうしてエネルギー的に余裕が生まれれば、また新たなことにチャレンジしたり、新しい仕組みを試したりできるという好循環が生まれるのです。

1 ストレス解消法を「育てておく」

ため込んだストレスや疲労を解消しようと思ったとき、みなさんはどのようなことをしますか？

身体を動かす、友達と飲みに行く、映画を観る……など、人によってさまざまでしょう。

こうしたストレス解消法や趣味は〝どれが正解〟ということはありませんが、「がんばらない仕組み」においては、

「複数の、かつ多様なジャンルのストレス解消法を持っておく」

ということが重要になります。

このことは、コロナ禍において強く実感された方が多いのではないでしょうか。

人に会ってはダメ、飲み会はダメ、カラオケはダメ、スポーツ観戦はダメ、観劇はダメと、私たちはいままでにない「行動制限」を迫られ、ストレスに押しつぶされそうになりましたよね。

コロナ禍が少々特異なケースだったとしても、この世に〝オールマイティな趣味〟というものは存在しません。どんな趣味も何かしらの道具・場所・人を必要としますから、その何かが使えない・足りない状況に陥れば、それはストレス解消法として機能しなくなります。

日々の疲労やストレスをリセットし、エネルギーを回復させるためにも、複数の趣味やストレス解消法を持っておくことは、非常に大切なことなのです。

ただし、エネルギーが低下してから「さて、どの趣味に挑戦しようか」と考えるのでは遅い。エネルギーが足りていない状態では、新しいことを始める意欲などわいてこないからです。

ですから、**元気なうちに、いろんな趣味に〝体験入門〟し、「これ、はまりそう」というものをいくつか見つけておく**こと。日ごろから、ちょっと気になる趣味をかじってみて、少しずつ「好きの気持ち」を育てておくことが大切なのです。

とくにおすすめなのが、ストレス解消に通じる複数の**〝癒やし系趣味〟**を育てておくことです。

たとえば森林浴。近場の公園で散歩するのもいいですし、少し遠出してハイキングを楽しむのもいいでしょう。自然に包まれると、間違いなく心身が癒やされます。
登山やトレッキングは選択を間違えると、体力的にハードで、エネルギーを大量に消費することになります。あくまでも〝ちょっと汗ばむ〟程度にしましょう。

運動系の趣味は総じて、〝癒やし系〟にはなりませんが、好きで、プレイしたあとに気分がスッキリする程度のものなら、ストレス解消法として悪くはありません。
釣りなんかはいいですね。あるいは歌を歌ったり、楽器を演奏したりなど、リズミカルに体を動かす趣味もおすすめです。

あと、文化系の趣味もおすすめです。好きな音楽を聞く、絵を描く、本を読む、手芸をする、映画やドラマを観る、お茶を点《た》てる、花を生ける、料理をする、お菓子をつくる……など、どれも好きで楽しんでいると、体の疲れはほぐれ、心も癒やされます。

エネルギーが十分とまではいわないけれど、寝て過ごさなくては疲れが取れないほど低下もしていない。アクティブなことはできないが、「何もしないのは、逆に苦痛」といったケースはよくあります。

そんなときは、先ほど紹介したような癒やし系の趣味を楽しみながら、心穏やかに、まったりとした時間を過ごしてみてください。

徐々にエネルギーが回復し、活力が湧いてきます。

そして何より、いつそうした状況になってもいいように、〝仕組み〟として、それらを「育てておく」ことが大切なのです。

2 すべてのものを〝定位置化〟する

七万二九六〇分。

この数字がいったい何を意味しているかわかりますか？

これは、**日本人が一生のうちに「探し物を探すのに費やす時間」**を表しています。
「物を探す」という行為に、これだけの時間とエネルギーを割いているのであれば、これを防ぐための仕組みをつくらない手はありません。

探し物が多いということは、「あるべきモノが、あるべき場所にない」ということ。オフィスのデスク周りや、バッグの中など、しっかりと整理整頓がされていないと、モノはすぐ〝行方不明〟になります。

そこで、みなさんにやってほしいのが、

「すべてのものを、定位置化する」

ということです。

「定位置化」というと少々難しく感じるかもしれませんが、ようするに「整理整頓をする」ということ。**「モノに住所をつける」**といってもいいでしょう。

これによって、「あれがない、これがない。どこにしまったんだっけ。あそこかな、ここかな。いや、どこかに置き忘れたかな」などと探し物ばかりして、エネルギーのムダづかいをする心配がなくなります。

この仕組みは、実生活のあらゆる場面で有効ですが、やはり一番取り入れてほしいのは**「職場」**です。

というのも、仕事においてモノが行方不明になることは、単なる時間のロスにとどまらず、場合によっては会社の存続を脅かすような大きなミスにもつながりかねないからです。

自衛隊においても、〝定位置化〟という仕組みは、とにかく徹底されています。

武器も装備も備品も、なくすと大変なモノばかりですし、極端にいえば戦場で「あれ、銃がない」なんて悠長なことはしていられませんからね。

重大なミスやエネルギーの浪費を防ぐためにも、こうした仕組みは積極的に取り入れていってほしいと思います。


またこの仕組み化には、もう一つ大きなメリットがあります。

それは、疲労やうつに対する**「気づきのメカニズム」**になることです。


疲労が過度に蓄積したり、うつっぽい状態になると、

「いつもできていることが、できなくなる」

という現象が起こります。

というのも、こうした状態ではエネルギー不足ゆえに、**普段であれば「仕組み化」「習慣化」されているはずの行動さえも、〝オーバーワーク〟になってしまう**からです。

定位置化の例でいえば、普段はしっかりと所定の位置に戻せていたモノが、わけもなく散らかりっぱなしになっている、といった状況が想定できるでしょう。

元気なときにしっかりと仕組みをつくっておくからこそ、こうした〝うつのサイ

ン〟に気づくことができるというわけです。

そして何より大切なのは、

「仕組みの〝乱れ〟に気づいたら、すぐに休む」

ということ。

それがうつの早期発見・早期治療につながります。

3 あらかじめ、「避難計画」を立てておく

心身に疲れがたまってくると、頭がよく回らなくなります。

体力・気力をリカバリーしたくとも、どうすればいいのかがわからず、「頑張り続ける状況」から避難するのが難しくなるのです。

だからこそ、一段階の元気なうちに、「こういうときはこうする」「こうなったらこ

うする」という**「避難計画」**をつくっておく必要があります。
「避難計画」とはいいかえれば、**「がんばらない仕組み」自体を〝明文化〟しておくこと。**そうすれば何も考えなくても、正しい避難行動を取ることができます。

たとえばパイロットや宇宙飛行士には、「エマージェンシープラン」というのがあります。事故が起きたときにパニックに陥って、思考停止状態になることに備えて、細かな状況に応じて何をするかを文章化してファイルにまとめてあるそうです。

彼らのような非常に頭のいい人たちでも、危険な状況に陥ったら、頭が回らなくなるのです。凡人ならなおのこと、明文化による仕組みづくりをしておかなければ、〝疲労困憊〟や〝うつ危機〟を回避するのは難しいといわざるをえません。

では、具体的にどんな「避難計画」を立てればいいのか。
以下、私が仮のプランとして作成してみたものです。

【プランX――三日休む】

・作業効率が目に見えて落ちてきた
・これまでには考えられないようなミスが続いている
・朝起きられず、遅刻が増えた
・一カ月ほど前から、土日の休みだけでは疲れが取れない

【プランY――上司や家族と相談して一週間休む】

・三日休んでも回復の兆しが見えない
・ここ三カ月、残業が月四五時間を超えている
・眠れない日が二週間以上続いている
・食欲がなく、前の月に比べて体重が五キロ落ちた

【プランZ――カウンセラーに相談する】

・一週間休んでも体調が改善しない

・いまの仕事を続ける自信がない

こんなイメージで、自分なりの計画を立ててみてください。

「うつっぽくなったら、頑張り続ける方向に引きずられる」

ということを前提に、早めに手を打てるよう計画するといいでしょう。

この避難計画とセットで準備しておきたいのは、〝セーフティネット人脈〟づくりです。人づき合いのなかで
「この人なら、自分の不調に気づいて教えてくれる」
「この人なら、何かのときに相談に乗ってくれる」
という人を見つけ、交流を深めておくことができればベストといえるでしょう。

4 「ひとり時間」を確保する

人間は古来、「誰かといっしょにいたい」と欲する動物です。

なぜだと思いますか？

それは〝群れる〟ということに、大きなメリットがあるからです。

群れるメリットはさまざまありますが、多くの動物に共通していえるのが、

「危険を察知できる」

ということです。

たとえばライオンが忍び寄ってきたようなときに、弱い動物でも群れをなして行動していれば、誰かが気づいて逃げられる可能性が高くなります。場合によっては、み

んなで協力して、撃退することも可能です。

とくに人間は、キリンやウマといった目が横についていて四方が見える動物と違って、視界が非常に狭い。

それゆえ群れていれば、自分には見えないところを誰かがカバーしてくれるので、安心して行動することができるのです。

また「群れからはずれる恐怖」が強いのも、人間の特徴といえます。

「村八分」という言葉があるように、昔から人間には「集団から仲間はずれにされると、生きていくのも困難な状況に追い込まれる」という危険がありました。

現代社会でも同じで、「孤立」してしまうと、仲間から助けを得られない、という恐怖が私たちにはあります。

そのために「誰かとつながっていたい」欲求が非常に強いのです。

しかしながら、群れと関わる時間が長くなれば、それだけ疲れがたまっていきます。

とくに現代は、SNSなどによって**「常に誰かとつながっている」**ということを余儀なくされているため、この影響がさらに顕著といえます。

「群れる」ことには、大きなメリットがある一方で、大きなデメリットもある、ということです。

それゆえ、現代を生きる私たちには、「一人の時間」を意識的に確保することが求められます。

この方法は、いろいろ考えられるでしょう。

「週末の一日は、(家族とも離れて)できる限り一人で過ごす」
「スケジュールに読書時間を組み込み、戦略的に〝一人でいる時間〟を設ける」
「就寝の一時間前には、スマホの電源を切り、誰とも連絡を取らないようにする」

などといったところでしょうか。

実際にやってみればわかりますが、これらのことは一度習慣になってしまえば、さほど難しいことではありません。

また、近年ブームになっている「朝活」などを、この仕組みに取り入れてしまうのもいいでしょう。

朝活というと、一日を効率よく過ごすための〝意識高い系〟の取り組みとしてイメージされがちですが、必ずしも能動的に何かをする必要はありません。

「一人の時間をつくるために、朝早く起きる」というのも、立派な朝活です。

とにもかくにも、一人の時間というのは、動物として必要な省エネの時間。

ぜひ、大切にしてください。

5 感情を〝定期的に〟吐き出す

大人になると、めったなことでは泣かなくなります。

あるいは時と場所もわきまえず、感情のままに怒りを爆発させたり、気に食わないことがあるとわめいたり、興奮して騒いだりすることもなくなります。

自分が感情的になると、周囲が戸惑うのではないか、困るのではないか、イヤな思いをするのではないか、自分にいらぬ気を使うのではないか……。こういったことに自然と意識が向くようになるからです。

このように私たちは、大人になるにつれて、人間関係を円滑にするには、相手の気持ちに配慮しなければならないことを覚えるのです。

そうしてみな、

「大人になる＝感情をガマンできる」

という方程式の下で行動するよう努めるようになります。

それはいいのですが、ガマンは体に〝毒〟であるということもたしか。

いいたいことをいえずに呑み込んだり、怒りを胸にため込んだり、歯を食いしばって涙をこらえたりしてばかりだと、どうしたってエネルギーを消耗します。

では、どうすればいいのか。

結論としては、

「安心して感情を吐き出すことのできる時間を持つ」

これしかありません。

たとえば一人暮らしの部屋とか、家族に干渉される心配のない自宅のどこか、カラオケボックスなど、一人になれる場所があるなら、そこがいいでしょう。

大声で泣きじゃくるなり、怒りに任せてわめくなり、不満をぶちまけるなり、いまの気分にフィットする歌を大声で歌うなり、なんでもかまいません。

また〝グチをこぼす〟という手段も有効でしょう。

ただその場合、自分を一二〇%受け入れてくれる相手が必要です。

自分が何をいっても、否定したり、叱ったりせずに、「うん、うん」と話を聞き、ひたすら甘えさせてくれる。そんな誰かが見つかったなら、宝物のように大切にしなければいけません。

ただし、実の親というのは意外とそういう相手に向いていないので、注意してください。子どものころに「頑張り方のルール」を教えてくれた人の前では、なかなかタガをはずしにくいものですから。

ようするに、子どものときのように、好きに感情を爆発させても許される場所やタイミング、シチュエーションを見つけること。

その上で、**定期的に、感情を吐き出すようにすることが大切**です。

何度も繰り返し述べてきたように、疲労やストレスというものは、自分では無自覚のうちに蓄積されているものです。

それをリセットするためにも、「感情を吐き出す」という行為そのものを仕組み化してしまいましょう。

感情を吐き出す術を覚え、上手に感情をコントロールしていくこともまた、「大人になる」ということなのです。

6 「休日の記録」を取ってみる

みなさんは、「自分の休日の過ごし方」を振り返ってみたことがありますか?

受験生や検定試験の合格を目指している人などは、休日に「どれだけ勉強できたか」といったことを振り返り、チェックしてるかもしれませんね。

ただ、私がここでチェックしてほしいのは、「いかに休日に努力をしたか」「いかに休日に予定をつめ込んだか」といったことではなく、「どれだけしっかり休むことができたか」ということです。

そもそも、休日の目的というのは、「体をしっかり休めること」であり、それ以上でもそれ以下でもありません。

ですから、その日一日を「どう休んだか」ということこそ、しっかりと振り返ってみてほしいのです。

実際に振り返りを行ない、記録を取ってみると、多くの人は**「いかに自分が休めていないか」**ということに気づかされます。

「疲労」が目に見えないのと同じように、自分がどれだけエネルギーを回復できているかということも目に見えませんから、記録として残しておくことが重要なのです。

ただ、ここで注意すべきなのが、記録を取ったことによって、

「全然、思うように休めていない……」

とかえって自分を追い詰めてしまうことです。

エネルギーを回復させるための仕組みが、逆に自分の首をしめてしまったら、本末

転倒になってしまいます。

「休む能力」は、記録を取ることを仕組み化していくなかで、徐々に高めていけばいいのです。

また記録には、「記録を取る行為」そのものに、その後の自分の行動を変える効果があるといわれています。

だからこそ、意識的に休日をマネジメントしようとするのではなく、まずは記録を取ること自体を仕組み化してしまうこと。

その仕組みによって、あなたの休み方は、おのずと変わっていくのです。

（了）

「がんばらない」仕組《しく》み

著　者——下園壮太（しもぞの・そうた）

発行者——押鐘太陽

発行所——株式会社三笠書房

〒102-0072 東京都千代田区飯田橋3-3-1
電話：(03)5226-5734（営業部）
　　：(03)5226-5731（編集部）
https://www.mikasashobo.co.jp

印　刷——誠宏印刷

製　本——若林製本工場

ISBN978-4-8379-2982-6 C0030